FRAKTUREN UND LUXATIONEN

EIN LEITFADEN FÜR DEN STUDENTEN
UND DEN PRAKTISCHEN ARZT

VON

PROFESSOR DR. GEORG MAGNUS †
DIREKTOR DER CHIRURGISCHEN UNIVERSITÄTSKLINIK MÜNCHEN

SIEBENTE, UNVERÄNDERTE AUFLAGE

MIT 43 ABBILDUNGEN

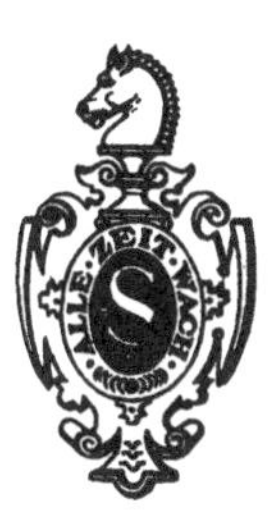

BERLIN
SPRINGER-VERLAG
1943

ISBN-13: 978-3-642-90069-3 e-ISBN-13: 978-3-642-91926-8
DOI: 10.1007/978-3-642-91926-8

Vorwort zur vierten Auflage.

Die letzte Auflage liegt noch nicht zwei Jahre zurück, es hat sich in dieser Zeit keine Notwendigkeit ergeben, am Inhalt des Leitfadens Korrekturen vorzunehmen. Die vierte Auflage erscheint deshalb wieder unverändert. Der Zweck des Buches bleibt derselbe, nämlich, dem Studenten und dem praktischen Arzt einen tunlichst kurzen und einfachen Weg zur Diagnose und zu erprobter Behandlung zu zeigen. Es wird nicht erstrebt ein Kompendium mit möglichst vollständiger Aufzählung des Vorhandenen, sondern die kürzeste Formel für das in der Praxis Notwendige und Brauchbare, und zwar unter dem Gesichtswinkel der in der Praxis vorhandenen Mittel.

München, im Mai 1937.

G. MAGNUS.

Inhaltsverzeichnis.

Allgemeiner Teil.

Spezieller Teil.

Allgemeiner Teil.

A. Frakturen.

a) Begriffsbestimmung, Gruppierung.

Der *traumatische Knochenbruch* stellt ein außerordentlich großes Kontingent der Unfallverletzten, die Frakturenlehre hat im Rahmen der Chirurgie eine immer steigende Bedeutung gewonnen, je mehr die Knochenbrüche zunehmen und je dringender von seiten der Versicherungsträger die Forderung nach Verbesserung der Resultate wurde. Heute ist diese Forderung weitgehend erfüllt, wir dürfen sagen, daß die letzten 20 Jahre einen gewaltigen Fortschritt gebracht haben, wobei die Erfahrungen des Weltkrieges entscheidend mitgeholfen haben.

Trifft eine Gewalteinwirkung einen Knochen und zerbricht ihn, so erhebt sich zunächst die Frage, ob diese äußere Gewalt die alleinige Ursache für das Entstehen der Fraktur war, oder ob noch andere Momente eine Rolle gespielt haben können. Es besteht die Möglichkeit, daß der Zustand des Knochens an der Bruchstelle nicht normal, daß durch irgendwelche innere Ursachen die Festigkeit beeinträchtigt war, und daß die Fraktur also bedingt ist nicht allein durch die von außen wirkende Gewalt, sondern daneben — und vielleicht sogar beherrschend — durch den krankhaften Zustand an der Bruchstelle. Als solche inneren Ursachen kommen in Betracht eine Carcinommetastase, eine Cyste, eine Ostitis fibrosa, ein Knochengumma, eine Osteomyelitis. Es kann der Knochen soweit zerstört sein, daß überhaupt keine Gewalteinwirkung von außen mehr notwendig ist, um die Fraktur herbeizuführen, sondern daß er bei irgendeiner zufälligen Bewegung bricht, sogar bei einem Lagewechsel im Bett. Die Bezeichnung als „*Spontanfraktur*" ist in solchem Falle durchaus berechtigt. Sie wird aber darüber hinaus für alle Fälle gebraucht, in denen die Gewalteinwirkung sehr gering, der pathologische Zustand des Knochens sehr weit fortgeschritten ist. Der Begriff der Spontanfraktur bedeutet also, daß die äußere Gewalteinwirkung keine *wesentlich mitwirkende Teilursache* gewesen ist, sondern daß der Knochenbruch überwiegend durch innere Ursachen bedingt war.

Gutachtlich können sehr erhebliche Schwierigkeiten entstehen. Wenn bei einem besonders nichtigen Anlaß ein Knochen bricht, so ist jedesmal der Verdacht berechtigt, daß es sich um eine Spontanfraktur handelt. Ganz besonders sorgfältige Röntgenaufnahmen und besonders vorsichtige Deutung der Bilder ist notwendig, um nicht von vornherein in ein falsches Fahrwasser zu geraten. Auch eine genaue Anamnese ist wichtig, vielleicht auch Röntgenbilder anderer Skeletteile, eine eingehende Allgemeinuntersuchung, vor allem auf Lues. War die Gewalt sehr gering, der endogene Zerstörungsprozeß im Knochen sehr vorgeschritten, dann ist am Vorliegen einer Spontanfraktur nicht zu zweifeln. Die Entscheidung kann aber recht schwierig werden, wenn der krankhafte Zustand noch nicht sehr ausgesprochen, die äußere Gewalteinwirkung zwar nicht ausreichend für den Bruch eines gesunden Knochens, aber doch andererseits nicht ganz unerheblich war. Die subjektive Note in der Beurteilung des kausalen Zusammenhanges tritt in die Erscheinung, eine objektive Meßmethode für die Verteilung der Ursache auf die einzelnen Momente wird schmerzlich vermißt.

Dem verhältnismäßig seltenen Ereignis der Spontanfraktur steht die große Masse der *traumatischen Knochenbrüche* in ihrer mannigfachen Gestalt gegenüber.

Wir unterscheiden zunächst die *einfache* Fraktur gegenüber der *komplizierten* oder, was dasselbe sagt, den geschlossenen Knochenbruch gegenüber dem offenen. Der Begriff der „Kompliziertheit" einer Fraktur wird häufig falsch gedeutet, der Ausdruck besonders von Laien unrichtig angewandt in dem Sinne, daß ein Bruch mit vielen Splittern oder mit starker Verschiebung als kompliziert bezeichnet wird. Diese Terminologie ist nicht zulässig: eine Fraktur darf nur dann als kompliziert bezeichnet werden, wenn die Bruchstelle durch *eine Wunde der bedeckenden Weichteile* in offener Verbindung mit der Außenwelt steht. Also auch eine Hautabschürfung im Frakturbereich oder eine Wunde in der Nachbarschaft bedeutet noch keine Komplikation.

Ein typisches Beispiel ist der *Schußbruch*, der immer kompliziert ist; stets liegt die Fraktur im Wundbereich und steht durch den Schußkanal in offener Verbindung mit der Außenwelt. Auch sonst kann eine Gewalteinwirkung von außen zugleich die Weichteile verletzen und den Knochen brechen; Überfahrung, Maschinenverletzung, Absturz, Verschüttung bilden solche Möglichkeiten. Häufig tritt die Komplikation dadurch ein, daß ein spitzes Fragment von innen her die Weichteile durchspießt. Oder aber, es treten sekundär Weichteilnekrosen im Frakturbereich auf; der zunächst geschlossene Bruch wird dadurch nachträglich kompliziert, daß die Bedeckung zerfällt.

Der *vollständigen* Kontinuitätstrennung des Knochens steht die *unvollständige Fraktur* gegenüber: der Knochen ist nicht ganz in Stücke gefallen, sondern steht durch Teile seiner Substanz, in erster Linie das Periost, noch in Verbindung. Je weicher der Knochen ist, desto häufiger sind diese unvollständigen Brüche, die „Grünholzfrakturen" des Kindesalters sind eine durchaus typische Erscheinung, der kindliche Knochen bricht nicht sondern knickt. Je spröder mit zunehmendem Alter der Knochen wird, desto seltener werden diese Knicke. Dafür treten Sprünge auf, Fissuren, die ebenfalls eine unvollständige Kontinuitätstrennung bedeuten. Am Schädel ist diese Bruchform sehr gewöhnlich, auch an den Mittelfußknochen wird sie beobachtet.

b) Frakturmechanismus.

Mit der Unterscheidung von direkten und indirekten Knochenbrüchen treten wir in die Betrachtung des *Frakturmechanismus* ein. Ein Knochen kann nah oder fern der Gewalteinwirkung brechen, und die Fraktur wird dementsprechend als *direkt* oder *indirekt* bezeichnet. Beim Fall aus großer Höhe auf die Füße bricht das Fersenbein als der Teil des Skelets, der zuerst aus der Bewegung des Falles gewaltsam in den Zustand der Ruhe übergeführt wird, in direktem Mechanismus. Wird beim gleichen Anlaß die Gewalteinwirkung auf höherliegende Skeletteile weitergeleitet, so entstehen indirekte Frakturen. Es kann beim Fall auf die Füße die Schädelbasis brechen, indem der ganze Körper, vielleicht ohne eigene Beschädigung, den Übergang vom Fall zur Ruhe bereits durchgemacht hat, und sich der noch fallende Schädel auf die schon ruhende Wirbelsäule aufstaucht, und so eine extrem indirekte Fraktur erleidet.

Die Unterscheidung hat keinen großen praktischen Wert. Dagegen sind wichtig die Gewaltformen, die zur Fraktur führen. Es sind dies Biegung, Scherung, Drehung, Druck und Riß.

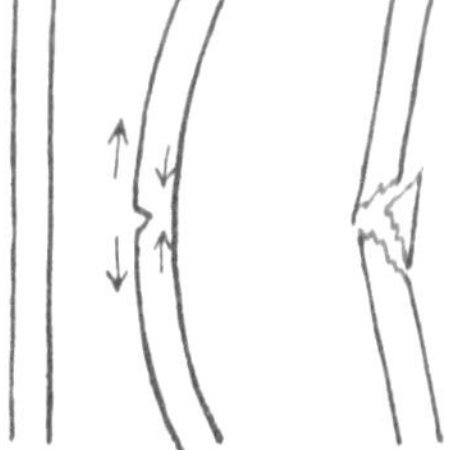
Abb. 1. Bruch durch Biegung.

Die *Biegung* betrifft im wesentlichen die Röhrenknochen. Entweder ist das eine Ende festgehalten und das andere wird abgebogen, oder beide Enden sind fixiert und die Mitte wird auf Biegung beansprucht. Wichtig ist die Tatsache, daß bei diesem Mechanismus nicht, wie man erwarten sollte, zwei, sondern drei Fragmente entstehen; es bricht an der Frakturstelle ein Stück heraus, das die Gestalt eines Rhombus hat, welcher über die eine Fläche gebogen ist. Und dies dritte Bruchstück erscheint auf der Röntgenplatte als dreieckiger Schatten.

Es kommt dadurch zustande, daß beim Biegen eines Stabes die konvexe Seite sich verlängert, die konkave aber sich verkürzen muß, da beide Kurven Teile von konzentrischen Ringen darstellen und der konkave den inneren also kleineren Ring bildet. So werden auf der Außenseite die kleinsten Teilchen auseinandergezogen, auf der Innenseite zusammengedrückt. Der Biegungsbruch beginnt als Riß auf der Höhe der Konvexität und umgeht von hier aus die zusammengedrückten Knochenteile, deren Mächtigkeit nach der Konkavität hin zunimmt. Auf diese Weise teilt sich die Bruchlinie und schließt divergierend zwischen ihren beiden Schenkeln das dritte Fragment ein (Abb. 1).

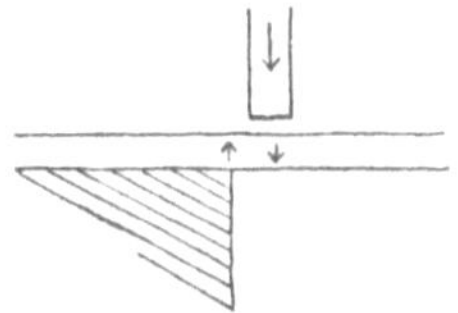
Abb. 2. Bruch durch Abscheren.

Die *Scherung* oder der *Schub* bilden den Grenzfall der Biegung: zwei Kräfte wirken in entgegengesetzter Richtung quer zum Knochen und haben ihre Angriffspunkte so dicht nebeneinander, daß keine Biegung mehr eintreten kann. Die kleinsten Teilchen werden aneinander vorbeigeschoben wie beim Schneiden mit einer Schere. Es fällt jemand auf Füße oder Knie und bricht sich dabei den Schenkelhals. Das noch fallende Becken wird gegen das schon ruhende Femur gedrückt, das Pfannendach des Hüftgelenks schiebt die Kopfkappe vom Halse ab, der bei seinem Verhältnis von Länge zu Dicke sich nicht zu biegen vermag. Die mediale Schenkelhalsfraktur durch Fall auf Füße oder Knie ist ein ausgesprochener Scherungsbruch (Abb. 3).

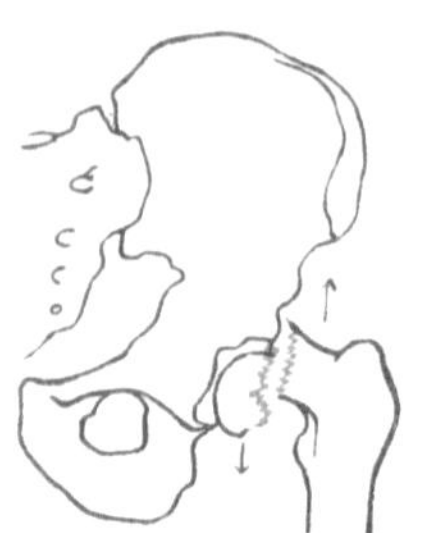

Abb. 3. Abscherung der Kopfkappe des Oberschenkels bei Fall auf Fuß oder Knie.

Die *Torsionsfraktur* ist daran erkennbar, daß die Bruchlinie schraubenförmig den Knochen umkreist, manchmal in sehr steilem Gange. Es entstehen auf diese Weise sehr spitze Fragmente, die nicht selten infolge Durchspießung der Haut von innen her zur Komplikation führen. Der *Flötenschnabelbruch* der Tibia ist ein typischer Fall. Der Knochen ist, wie manches andere Material, gegen Drehung ganz besonders empfindlich; wir sehen hier die Trennung schon bei verhältnismäßig geringer Gewalteinwirkung. Die Gelegenheit zur Torsionsfraktur kommt meist so zustande, daß der Fuß festgehalten ist, und daß der Oberkörper gegen das Bein abgedreht wird. So entstehen Torsionsbrüche im Ober- oder im Unterschenkel (Abb. 4).

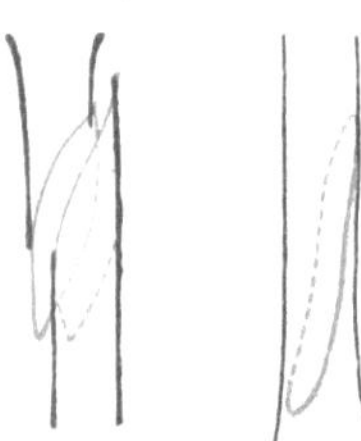

Abb. 4. Bruchlinien der Torsionsfraktur.

Die *Kompressionsfraktur* finden wir hauptsächlich an den kurzen Knochen, am Wirbel und am Fersenbein. Der Knochen gerät irgendwie unter Druck und wird zerquetscht. Auch lange Knochen können im Sinne der Kompression brechen, wenn sie in ihrer Längsrichtung gestaucht werden. So bricht der Schienbeinkopf bei Fall auf die Füße (Abb. 5). Die Wirbelsäule bricht als Ganzes bei übertriebener Biegung, so bei Verschüttung in gebückter Stellung. Aber der einzelne Wirbel bricht durch Kompression, indem er in der sich schließenden Zange seiner beiden Nachbarn zerdrückt wird (Abb. 6). Der Mechanismus des Kompressionsbruches bedingt, daß diese Frakturen ganz besonders zur Einkeilung neigen.

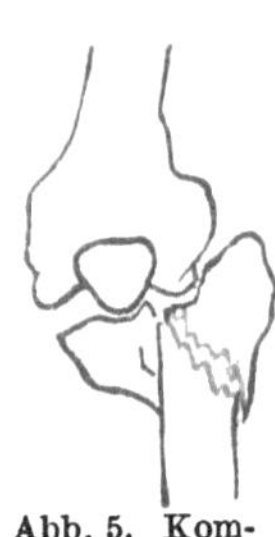

Abb. 5. Kompressionsbruch des Tibiakopfes.

Der *Rißbruch* entsteht dadurch, daß Muskel, Sehne oder Band unter hohe Zugwirkung gerät und dabei, selber zugfester als der Knochen, diesen zerreißt oder seinen Ansatzpunkt vom Knochen abreißt. Ein typisches Beispiel ist die Querfraktur der Kniescheibe: ein Mann steigt eine Leiter hinauf, vielleicht mit einer schweren Last auf dem Rücken, er knickt ins Knie und spannt, um nicht zu stürzen, den Quadriceps maximal an. Die Patella, die nach unten zu durch das Ligamentum patellae zuverlässig fixiert wird reißt

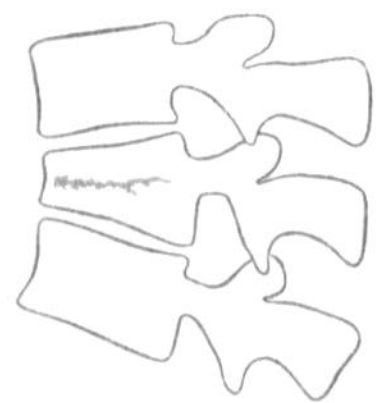

Abb. 6. Kompressionsfraktur eines Wirbelkörpers im seitlichen Bild.

unter der Wirkung dieses Muskelzuges quer durch (Abb. 8), oder aber, die Tuberositas tibiae wird aus dem Schienbeinkopf herausgerissen. Oder der Fuß knickt in die Valgusstellung um, das Ligamentum deltoideum, das vom medialen Knöchel zur Fußwurzel zieht,

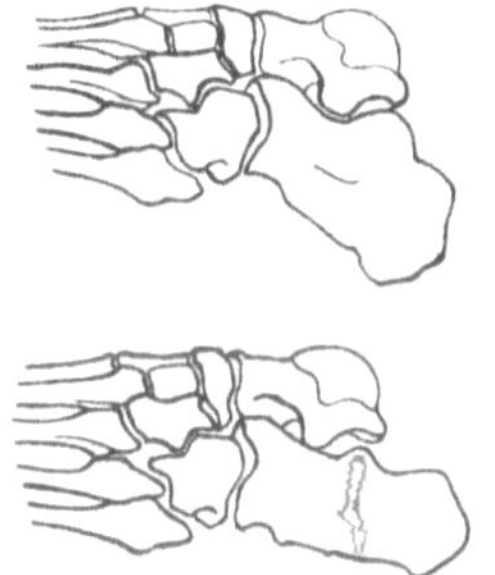
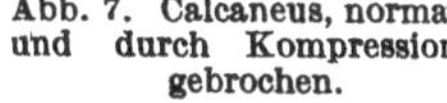

Abb. 7. Calcaneus, normal und durch Kompression gebrochen.

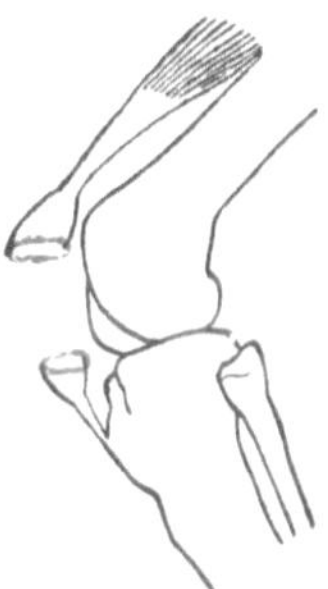

Abb. 8. Rißbruch der Kniescheibe.

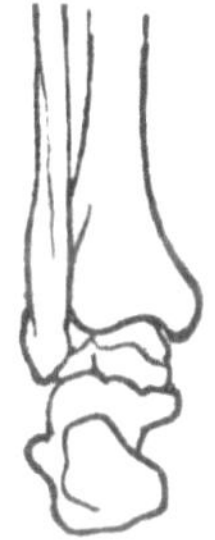
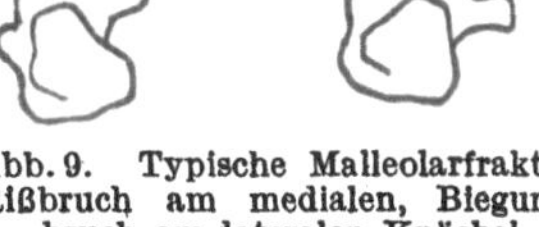

Abb. 9. Typische Malleolarfraktur: Rißbruch am medialen, Biegungsbruch am lateralen Knöchel.

gerät unter starken Zug und reißt den Malleolus medialis vom Schienbein ab. Die Fibula kann allein die Last des Körpers nicht tragen, sie wird durch den hochdrängenden Calcaneus auf Biegung beansprucht und bricht unmittelbar darauf auch (Abb. 9).

c) Klinisches Bild, Untersuchung, Diagnose.

Bei der *klinischen Untersuchung* ist zunächst einmal die *Anamnese* besonders wichtig in den Fällen, die irgendwie einen Versicherungsträger interessieren können. Bedeutet in diesen Fällen doch die Anamnese nicht nur einen Weg zur wissenschaftlichen Klarstellung und zur Festlegung eines Heilplanes, sondern außerdem ein wesentliches Mittel, einer späteren Begutachtung eine feste und gut gesicherte Grundlage zu geben. Die sofortige Aufzeichnung aller Angaben des Verletzten bei der ersten Untersuchung und eine genaue schriftliche Fixierung des ersten Befundes mit besonderer Berücksichtigung etwa sichtbarer Zeichen einer Gewalteinwirkung ist unbedingt von jedem Arzt zu verlangen. Der erste ärztliche Bericht kann ebenso im besten Falle einen ursächlichen Zusammenhang restlos nach der positiven oder nach der negativen Seite klären, wie im schlechtesten Falle die Situation hoffnungslos und unlösbar verwirren. Wir werden also gut tun, die Anamnese ganz besonders sorgfältig aufzunehmen, werden uns genau die Situation schildern lassen, in welcher das Unglück geschah, und werden nach allen Einzelheiten des Vorganges fragen. Auch die ältere Vorgeschichte ist zu berücksichtigen, ob Folgen früherer Erkrankungen oder früherer Unfälle zu berücksichtigen sind, wie der Gesundheitszustand am Unfalltage war. Diese allererste Darstellung aller Vorgänge beim Arzt, wenn der Verletzte noch unter dem frischen Eindruck des Unfallereignisses steht, ist häufig sehr viel wertvoller als die späteren Fassungen, wenn durch allerlei Einflüsse das vorher klare Bild verwischt worden ist.

Der *Gang der Untersuchung* wird im allgemeinen durch die Anamnese vorgezeichnet sein. Ist der Verletzte nicht bewußtlos oder betrunken oder schwer im Shock, so wird er uns die nötigen Fingerzeige geben. Es muß aber unter allen Umständen eine Untersuchung des ganzen Körpers vorgenommen werden. Nicht selten steht dem Verletzten eine Verletzung so im Vordergrunde, daß ihm eine andere gar nicht zum Bewußtsein kommt. Die Erfahrung lehrt, daß bei mehrfachen Verwundungen sehr oft die eine oder die andere übersehen wird, weil eine bestimmte zu sehr dominiert. Und so kommen folgenschwerste Irrtümer zustande. Ein Kranker mit einem Knochenbruch soll also unter allen Umständen vor der Untersuchung ganz entkleidet werden.

Die *Diagnose* eines Knochenbruches gründet sich zunächst auf Ergebnisse der Inspektion.

1. Der *Bluterguß* gehört zu den konstanten Symptomen einer Fraktur. Die Gefäße liegen festgebunden in ihrer starren knöchernen Umgebung, können nicht ausweichen und werden nach der Trennung klaffend gehalten. Die scharfen Fragmente setzen weitere Gefäßverletzungen in der Umgebung, und so kann das Hämatom sehr erhebliche Ausmaße erlangen. Wir bekommen mitunter davon einen Begriff bei der Operation von frischen Frakturen und sehen dabei die blutige Durchtränkung der Weichteile auf sehr große Strecken. Auch subcutan breitet sich der Bluterguß häufig außerordentlich weit aus, die blaue und später grüne und gelbe Verfärbung kann ganz überraschende Ausmaße gewinnen. Die Schwellung durch den Bluterguß kann so prall werden, daß die Gewebe in ihrer Ernährung Schaden leiden. Es entstehen unter der Epidermis Blasen, die genau wie Brandblasen aussehen, ja sogar blutigen Inhalt haben können. Der Blutverlust beeinträchtigt nicht selten das Allgemeinbefinden, kann sogar gefährlich werden. Die „Verblutung nach innen" wird nicht ganz selten beobachtet, so bei Beckenbrüchen oder bei multiplen Frakturen. Der Bluterguß ist kein sicheres diagnostisches Zeichen, aber doch ein wertvoller Hinweis. Und erscheint bei einer „Verstauchung" das Hämatom etwas zu umfangreich, so wird man gut tun, eine vielleicht nicht ganz nötig erscheinende Röntgenaufnahme doch zu veranlassen.

2. Die *Deformität* ist ebenfalls durch die Inspektion festzustellen. Je aufmerksamer der Arzt beobachtet, je besser er sich geschult hat, auch geringfügige Abweichungen der Form vom Normalen zu entdecken, desto weiter wird er mit seiner Diagnostik durch den bloßen Augenschein kommen. Im Gegensatz zu dem unsicheren Symptom des Blutergusses gehört die Deformität zu den *sicheren Zeichen* der Fraktur oder der Luxation. Die Dislokation wird sich nach vier verschiedenen Richtungen auswirken:

a) *Dislocatio ad axin* bedeutet die winkelige Abknickung der Fragmente an der Bruchstelle. Wo ein Knochen in normaler Stellung annähernd eine Gerade bildete, da entsteht ein Winkel mit den beiden Fragmenten als Schenkel und dem Scheitel in der Bruchstelle. Auch die unvollständige Fraktur, der „Grünholzbruch", kann zu einer solchen Abknickung führen (Abb. 10).

b) *Dislocatio ad latus*: die Seitenverschiebung der Fragmente. Sie stehen nicht mehr aufeinander, sondern neben- oder voreinander, sie bilden eine Stufe (Abb. 11).

c) *Dislocatio ad longitudinem*: die Veränderung in der Länge. Sie erscheint entweder als Verkürzung oder als Verlängerung.

Die *Längsverschiebung mit Verkürzung* (cum contractione) setzt voraus, daß eine Seitenverschiebung bereits erfolgt ist. Erst wenn die Fragmente nebeneinander stehen, kann eine Kraft wirksam werden, welche die Bruchstücke aneinander vorbeizieht (Abb. 12). Diese Kraft ist der physiologische Tonus der Muskulatur, der seine Ansatzpunkte einander anzunähern strebt und es erreicht, sobald die natürliche

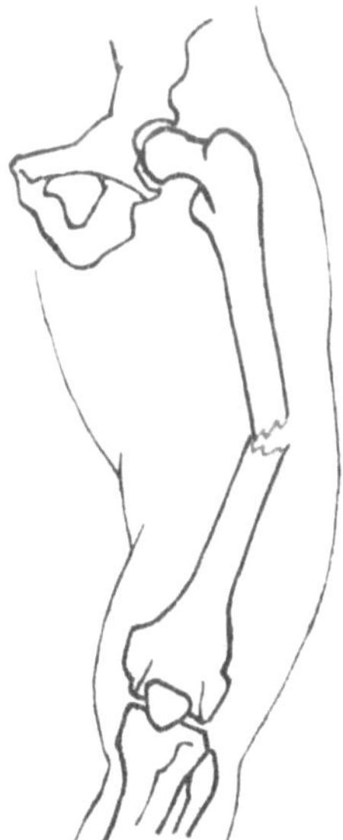

Abb. 10. Fractura femoris; dislocatio ad axin.

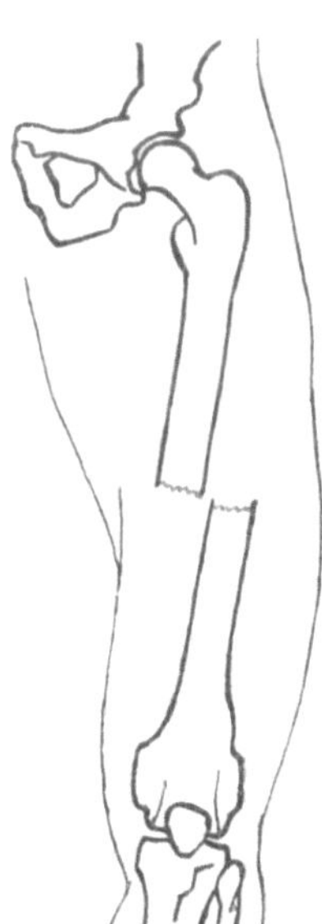

Abb. 11. Dislocatio ad latus.

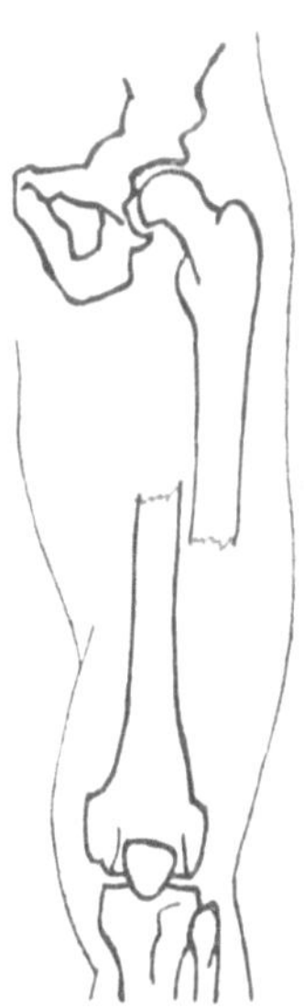

Abb. 12. Dislocatio ad longitudinem cum contractione.

Stabilität des Systems durch die Fraktur zerstört ist. Diese Verkürzung ist an der oberen Extremität nicht so wichtig wie an der unteren, wo bleibende Differenzen von 2 cm und darüber recht schmerzlich empfunden werden. Die Beseitigung der Verkürzung ist daher eine sehr wesentliche Indikation für die Therapie.. Diagnostisch muß verlangt werden, daß das Bandmaß bei der ersten Untersuchung, bei jeder folgenden Kontrolle, im Entlassungsbefund und bei jedem auch noch so kleinen Gutachten zur Hand genommen und sorgfältig angewendet wird. Dabei ist wichtig die symmetrische Lagerung der vergleichsweise zu messenden Körperteile, die genaue Markierung der Meßpunkte, die mehrmals wiederholte Messung. Es ist immer wieder auffallend, wie stark die Befunde in einem und demselben Aktenstück voneinander abweichen können.

Die *Verlängerung*, die dislocatio ad longitudinem cum distractione, ist den Rißbrüchen eigentümlich. Wenn, wie bei der Patella, der Muskelzug, der die Kniescheibe auseinandergerissen hat, noch weiterwirkt, so zieht er die Bruchstücke stärker auseinander; der Bruchspalt wird mehrere Zentimeter breit und ist durch Palpation gut festzustellen (Abb. 13). Oder der Ileopsoas reißt den kleinen Rollhügel ab und zieht ihn fortwirkend nach oben, bis auch hier der Abstand mehrere Zentimeter beträgt. Oder die Zacken des Quadratus lumborum, die von den Lendenwirbeln die Querfortsätze abgerissen haben, ziehen die kleinen Fragmente in der Faserrichtung des Muskels weit von der Wirbelsäule ab.

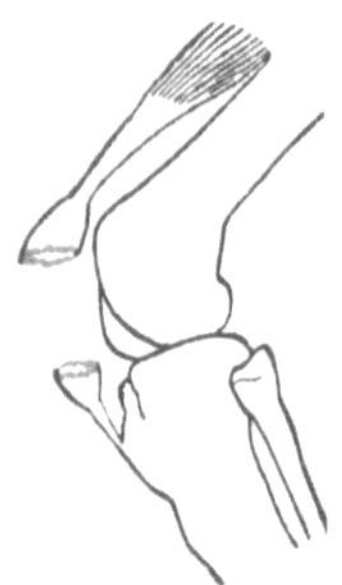
Abb. 13. Dislocatio ad longitudinem cum distractione.

d) Die *dislocatio ad peripheriam* bedeutet die Verdrehung der Fragmente gegeneinander um ihre gemeinsame Längsachse. Hat ein Mensch den Oberschenkel gebrochen, so sieht der Fuß bei horizontaler Körperlage nicht deckenwärts, sondern er fällt nach außen oder nach innen um, so daß er mit der Außen- oder der Innenkante auf der Unterlage liegt (Abb. 14).

3. Die *functio laesa* ist einmal mechanisch bedingt. Der zerbrochene Knochen hat seine Stabilität verloren und läßt sich nicht mit den gewöhnlichen Muskelfunktionen aufheben. Aber damit ist das Symptom doch noch nicht erschöpft. Es besteht über die selbstverständliche mechanische Behinderung hinaus noch eine reflektorische Sperre, die sogar eine Innervierung der Muskulatur zum Zwecke der intendierten Bewegung verhindert. Es handelt sich dabei wohl um eine reflektorische Ruhigstellung der verletzten Körpergegend.

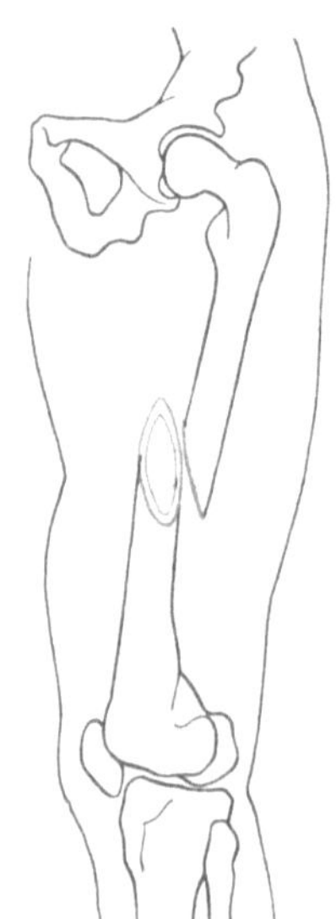
Abb. 14. Dislocatio ad peripheriam.

4. Der *umschriebene Druckschmerz* gehört im Gange der Untersuchung bereits in den Palpationsbefund. Tasten wir behutsam die verletzte Region ab, so finden wir im Frakturbereich, noch ehe der Bluterguß sich entwickelt, eine ganz circumscripte, sehr lebhafte Druckempfindlichkeit auch dann, wenn der Patient nicht einmal besonders lebhaft über spontane Schmerzen klagt. Fehlen die sicheren Zeichen des Knochenbruches —, die Dislokation, die abnorme Beweglichkeit, die Krepitation —, so kann ein sehr heftiger und sehr umschriebener Druckschmerz ein wertvoller Fingerzeig sein, auch wenn das Symptom zu den „unsicheren“ gehört. Jedenfalls sollte es unter allen Umständen wenigstens die Vornahme einer Röntgenuntersuchung veranlassen.

5. Die *abnorme Beweglichkeit* gehört, wie schon gesagt, zu den sicheren Frakturzeichen; nur ein gebrochener Knochen läßt sich an einer Stelle bewegen, an der sich kein Gelenk befindet. Das Glied wird zu beiden Seiten der verdächtigen Stelle mit je einer Hand gefaßt, und so wird versucht, die beiden Bruchstücke quer zur

Richtung des Knochens gegeneinander zu bewegen. Ist eine solche Beweglichkeit an einer Stelle vorhanden, an der sich kein Gelenk befindet, so muß eine Fraktur vorliegen. Differentialdiagnostisch ist diese Erscheinung besonders wichtig gegenüber dem Zustande der *Luxation*. Auch hier gibt es eine Dislokation, eine Änderung der Gestalt. Aber bei der Prüfung der abnormen Beweglichkeit zeigt sich, daß diese fehlt, daß sogar im Gegenteil an einer Stelle, die beweglich zu sein hat, die „federnde Fixation" besteht. Das entgleiste Gelenk sperrt sich gegen jeden Versuch einer Bewegung.

6. Die *Krepitation* wird mit demselben Griff festgestellt; auch sie gehört zu den sicheren Frakturzeichen. Besteht Knochenreiben, so liegt sicher ein Bruch vor. Fehlt das Symptom, so ist dies jedoch nicht in negativem Sinne zu verwerten. Es können Weichteile zwischen den Fragmenten liegen und das Reiben verhindern. Auch bei der Epiphysenlösung ist ein Reiben nicht erkennbar, die weichen Knorpelflächen geben das Zeichen nur sehr undeutlich. Die Untersuchung auf abnorme Beweglichkeit und Krepitation ist sehr schmerzhaft und muß deshalb sehr zielbewußt und rasch erfolgen. Fest zufassen und mit einer entschlossenen Bewegung beide Symptome prüfen tut weniger weh, als wenn man zaghaft und allzu schonend versucht, zum Ziel zu kommen, und vielleicht die schmerzhafte Prozedur wiederholen muß. Auch ist bei dieser Prüfung an die Gefahr der Fettembolie zu denken. Ist die Schmerzhaftigkeit zu groß, so kann aus diagnostischen Erwägungen bereits eine Narkose am Platze sein. Ist dies der Fall, so sollten alle Vorbereitungen getroffen sein, um sofort die sich ergebende Therapie in derselben Narkose einleiten zu können. Es ist sehr ärgerlich, wenn man den Patienten aus seiner Narkose aufwachen lassen muß, weil man ungenügend vorbereitet ist, um ihn dann nach Beschaffung des notwendigen therapeutischen Materials wieder zu narkotisieren. Die örtliche Betäubung kann im klinischen Betriebe erwogen werden. Einen wesentlichen Vorteil dürfte sie kaum bieten, zumal die meisten Patienten irgendwelche seelischen Erschütterungen hinter sich haben, so daß man ihnen aus humanen Gründen die Wohltat einer Narkose nicht versagen wird. Für den praktischen Arzt dürfte die Technik der Lokalanästhesie wohl kaum in Frage kommen.

7. Das *Röntgenbild* ist heute für die Diagnose einer Fraktur kaum zu entbehren. Es liegen gerichtliche Urteile vor, in denen dem Arzt aus der Unterlassung einer Röntgenaufnahme ein Kunstfehler vorgeworfen wird. Wir sollen zunächst alle Mittel erschöpfen, mit denen man zu einer Diagnose kommen kann, sollen aber unter allen Umständen erstreben, unsere Erkenntnisse dann durch den Röntgenbefund zu bestätigen oder unsere Irrtümer zu korrigieren. Manche Frakturen sind überhaupt ohne Röntgenbild nicht zu erkennen, andere zeigen ihre Besonderheiten nur auf dem Film. Die Therapie wird häufig durch das Röntgenbild bestimmt, das auch dann weiter im Verlauf der Behandlung zeigt, was erreicht worden ist, und wie etwa der Heilplan geändert werden muß. Im übrigen ist der Film oder die Kopie oder das verkleinerte Diapositiv ein Dokument, das den Befund oft viel besser und

eindeutiger festhält als eine lange Beschreibung, und das auch schon häufig von den Versicherungsträgern zur Beifügung zu den Akten angefordert wird.

Die Industrie stellt heute transportable Röntgenapparate her, die an die Lichtleitung angeschlossen werden können, und die völlig ausreichende Bilder liefern. Der praktische Arzt, der technisches und photographisches Interesse hat, könnte die Anschaffung einer solchen Apparatur durchaus in Erwägung ziehen.

Die Aufnahmen sollen, wenn nur irgend möglich, in zwei aufeinander senkrechten Ebenen gemacht werden. Röntgenbilder sind Schattenbilder und projizieren alle Schatten aufeinander in eine Ebene. Die Auflösung in einer zweiten Dimension ist kein sicherer Schutz gegen Fehldeutungen, hilft aber oft sehr erheblich weiter. An Schulter und Fersenbein wie auch an der Wirbelsäule sei auf die Möglichkeit und Wichtigkeit der Aufnahmen in zwei Ebenen besonders hingewiesen. Neuerdings gewinnt die stereoskopische Technik steigende Wichtigkeit.

Die Deutung von Röntgenbildern kann sehr beträchtliche Schwierigkeiten machen. Der Ellenbogen und das Hüftgelenk des Kindes mit seinen getrennten Knochenkernen, Schädel und Wirbelsäule des Erwachsenen stellen uns vor sehr schwere diagnostische Aufgaben, und es bedarf großer Übung und reicher Erfahrung, um ein Röntgenbild zuverlässig lesen zu können.

d) Nebenverletzungen.

Findet sich neben der Fraktur noch eine Durchtrennung der Weichteile, steht der Knochenbruch durch eine Wunde mit der Außenwelt in Verbindung, so handelt es sich um eine *komplizierte Fraktur*. Die Diagnose wird in der Regel klar sein, nicht selten sieht man in der Wunde den gebrochenen Knochen, oder sogar ein Fragment schaut zur Wunde heraus. Die sehr ernste Gefahr ist die der Wundinfektion mit folgender Osteomyelitis und allen ihren Konsequenzen. Die komplizierte Fraktur ist auch heute noch eine Verletzung, die unter allen Umständen als sehr ernst angesehen werden muß.

Die *Behandlung* hat sich in erster Linie mit der Infektionsgefahr abzufinden. Es muß erreicht werden, daß der Verletzte in 6 bis allerhöchstens 8 Stunden in der Hand des Chirurgen ist, so daß die zeitlichen Bedingungen für eine Wundexcision mit primärer Hautnaht gegeben sind. Bei der komplizierten Fraktur ergibt die Methode ihre schönsten und überzeugendsten Erfolge. Ihr Sinn ist der, daß die bei der Verletzung implantierten Keime auf der Wundoberfläche eine Inkubation von 6—8 Stunden durchmachen, ehe die Infektion die tieferen Gewebsschichten erfaßt, und daß eine Wunde keimfrei zu machen ist, wenn man innerhalb der ersten 6—8 Stunden die ganze Wunde mitsamt den während dieser Inkubationszeit noch oberflächlich gelagerten Bakterien ausschneidet. Diese neue Operationswunde kann dann als steril betrachtet und durch Naht verschlossen werden. Neben der zeitlichen Begrenzung hat dies Verfahren seine anatomische Einschränkung; sobald ein allzu wertvolles Gebilde — ein Nerv, ein großes

Gefäß, auch schon eine Sehne — in das Gebiet des Wundrandes hineinfällt, dann wird die Methode unmöglich, ebenso wenn eine Höhle eröffnet ist und mit ihren Räumen die Wunde verlängert. Für diese Fälle, in denen also die primäre Wundexcision, die operative Sterilisierung der Wunde an anatomischen Verhältnissen scheitert, ist die chemische Wundantisepsis nicht nur erlaubt sondern geboten. Auf die Wahl des Mittels kommt es nicht so sehr an. Sehr beliebt ist die Jodtinktur, wir bevorzugen den Phenolcampher als CHLUMSKYsche Lösung (Alkohol. abs. 10,0, Camphor. trit. 30,0, Acid. carbol. crystall. 60,0). Aber es muß immer wieder betont werden, daß die Antisepsis nur Sinn hat innerhalb der Achtstundengrenze. Nur in dieser Frist können wir damit rechnen, die Keime noch auf der Oberfläche der Wunde zu fassen. Jenseits der Inkubationsfrist würde ein Ausschneiden wie auch eine chemische Behandlung der Wunde mit antiseptisch wirkenden Giften nur eine neue Schädigung bedeuten.

Die Behandlung der komplizierten Fraktur wird sich also so gestalten, daß zunächst eine sehr beschleunigte Überführung der Verletzten in chirurgische Fürsorge anzustreben ist. Ein Mensch mit einem offenen Knochenbruch soll vor Ablauf der 6—8 Stunden in der Hand des Chirurgen sein. Dieser wird die Fraktur innerhalb der Inkubationszeit operativ versorgen, also die Wundränder aseptisch ausschneiden, ein etwa vorstehendes Knochenstück mit der LUERschen Zange abtragen, vielleicht eine chemische Desinfektion mit Phenolcampher hinzufügen, und dann die auf diese Weise keimfrei oder doch wenigstens keimarm gemachte offene Fraktur durch Naht zu einer geschlossenen machen. Und ist dies erfolgt, so tritt die Fraktur mit ihrer Indikation in ihre Rechte. Je weniger wir zur Asepsis dieses Wundgebietes ein unbedingtes Vertrauen haben, desto eher werden wir uns der verdächtigen Wunde zuliebe zu einer strengen Fixation, wenigstens für die erste Zeit, entschließen.

Dem praktischen Arzt wird dies Vorgehen im allgemeinen nicht möglich sein. Die primäre Wundexcision stellt an chirurgisches Können, anatomisches Wissen und technische Einrichtung sehr hohe Anforderungen, die Operationen sind häufig schwer und blutig und dem praktischen Arzt wohl meist nicht zugänglich. Kommt ein Abtransport nicht in Frage und muß die offene Fraktur mit den Mitteln der Praxis versorgt werden, so wird man die Wunde von groben Verunreinigungen befreien, stark zerfetzte Gewebsteile können vorsichtig abgetragen werden. Das Ausgießen mit H_2O_2 ist eine sehr gute Säuberung, der Schaum drängt Schmutz und Fremdkörper aus der Wundhöhle heraus. Die Wunde bleibt offen und wird locker mit Jodoformmull oder einem anderen antiseptischen Verbandstoff ausgelegt. Ein festes Ausstopfen ist zu vermeiden. In tiefe Taschen wird ein Drain eingelegt. Das Eingießen von Phenolcampher, Perubalsam, auch 5proz. Jodtinktur ist durchaus zweckmäßig. Und dann wird weitgehend fixiert, ein Gipsverband, der beide Nachbargelenke ruhigstellt und über der Wunde ein Fenster offenläßt, ist die richtige Versorgung des komplizierten Bruches in der Praxis. Eine Immunisierung gegen Tetanus ist unter allen Umständen vorzunehmen. In den nächsten Tagen ist die Wunde durch das Fenster sorgfältig zu beobachten, Zeichen lokaler Infektion besonders etwa auftretende Gasbildung sind sofort entsprechend zu bekämpfen. Die Wundbehandlung tritt mit allen ihren hohen Anforderungen in ihr Recht.

Der Komplikation nach außen steht die Weichteilverletzung nach innen gegenüber. Es können die großen Höhlen eröffnet sein, auch die Organe innerhalb der Höhlen können in Gefahr geraten. An Schädel und Wirbelsäule kommt es zu Verletzungen der Häute oder auch von Gehirn und Rückenmark mit allen den schweren und bedrohlichen Folgen. Rippenfrakturen führen zu Anspießungen der Pleura und der Lunge, zu Blutungen, Emphysem, Pneumothorax. Bei Beckenbrüchen ist der Bauch gefährdet, neben Blutungen in die Bauchhöhle kann es zu Verletzungen der Hohlorgane kommen. Besonders folgenschwer sind Läsionen von Blase und Harnröhre, die wir so häufig bei Beckenbrüchen erleben. Alle diese Nebenverletzungen verdrängen in ihrer Bedeutung den Knochenbruch und beherrschen das Krankheitsbild vollständig.

An den Extremitäten sind es die Gefäße und Nerven, welche durch eine Fraktur in nächster Nähe gefährdet sein können. Verletzungen großer Gefäße sind auffallend selten. Sogar das gebrochene Schlüsselbein pflegt trotz der unmittelbaren Nachbarschaft die Subclavia nicht ernstlich zu bedrohen. Ist ein Frakturhämatom besonders groß, nimmt es während der Beobachtung zu, wird die Extremität kalt und paretisch, ist peripher kein Puls fühlbar, so ist an die Möglichkeit einer Gefäßläsion zu denken. Die notwendige operative Versorgung einer solchen Blutung ist ein sehr großer Eingriff und dürfte chirurgische Hilfe erfordern. Auch am Kniegelenk besteht Gefahr, besonders bei den brüchigen Gefäßen älterer Menschen ist die Arteria poplitea bedroht, so bei der Luxation des Kniegelenks. Wenn die Schlagader in der Kniekehle reißt und die Gefäßnaht mißlingt, so ist erfahrungsgemäß die Amputation nicht zu umgehen.

Die Nerven liegen an verschiedenen Stellen in bedrohlicher Nähe von Knochenverletzungen. Besonders gefährdet ist der Radialis im unteren Drittel des Oberarmknochens, der Ulnaris im Bereich des Ellenbogengelenkes, der Peroneus unterhalb des Wadenbeinköpfchens, und dann die Hirnnerven, die beim Durchtritt durch die Schädelbasis leicht bei einer Fraktur in Mitleidenschaft gezogen werden, vor allem acusticus, facialis, abducens, aber auch olfactorius, occulomotorius, opticus. Es ist sehr notwendig, gleich bei der ersten Untersuchung auf die Möglichkeit derartiger Nervenkomplikationen zu achten; und gewöhnlich führen schon ganz oberflächliche Prüfungen zu einer richtigen vorläufigen Diagnose. Die genaue neurologische Untersuchung hat dann Zeit. Wird aber eine Lähmung erst im Verlauf der Behandlung entdeckt, so gibt es sehr leicht Vorwürfe gegen den Arzt, ein Verband müsse zu fest gewesen sein, eine Einspritzung sei schädlich gewesen.

Dieser primären Schädigung eines Nerven unmittelbar durch die Verletzung steht eine zweite Möglichkeit der Schädigung gegenüber durch Einmauerung in den Callus. Liegt der Nerv sehr nahe der Fraktur, so kann die Knochenneubildungsmasse den Nerven umwachsen und erdrücken. Es treten im Verlauf des Nerven Parästhesien auf, häufig in der dritten Woche, und schließlich völlige motorische und sensible Lähmung. Sofortiges chirurgisches Eingreifen ist nötig, Auslösung des Nerven aus dem umklammernden Callus und Verlagerung möglichst weit außerhalb seines Bereiches in Muskulatur oder Fett. Wohl kaum eine Fraktur wird ohne Verletzung und Durchtrennung von Muskelfasern ablaufen, doch pflegen die Nebenverletzungen an Sehnen odes Muskeln in der Regel nicht sehr folgenschwer zu sein. Jedenfalls stehen diese primären Schädigungen in keinem Verhältnis zu den später auftretenden sekundären Beeinträchtigungen des Bewegungsapparates.

e) Die Heilung des Knochenbruches.

Die Überbrückung einer Fraktur geschieht durch ein Keimgewebe, das durch Kalkeinlagerung verknöchert, den *Callus*. Alle Teile des Knochens, das Periost, das Mark und auch die Tela ossea selbst, sind am Aufbau beteiligt, und dementsprechend wird von einem periostalen, myelogenen und intermediären Callus gesprochen. Was zunächst am Ort der Verletzung sich abspielt, ist echte Entzündung: Hyperämie und Exsudation, Einwanderung von Leukocyten, Abtransport von Nekrosen. Schon nach 24 Stunden beginnen die Blutgefäße zu sprossen, die Gewebszellen sich zu vermehren, es entsteht ein junges Granulationsgewebe wie in jeder anderen Wunde. Nur treten im weiteren Verlaufe nicht Fibroblasten auf mit der Bestimmung, eine fibröse Narbe zu bilden, sondern Osteoblasten, die über das osteoide Gewebe mit folgender Kalkeinlagerung echten Knochen aufbauen. Es können in diesem Stadium auf dem Wege der Metaplasie auch Knorpelzellen im Callus auftreten. Zwischen den Fragmenten bildet sich eine homogene Masse, die zunächst im Übermaß aufgebaut wird, der provisorische Callus. Und dieser wird durch Abbau der überschüssigen Substanz zu dem endgültigen Callus. Die Markhöhle bildet sich wieder, die Architektur der Tela ossea baut sich um im Sinne der funktionellen Anpassung, verstärkt sich an Stellen und in der Richtung erhöhten Bedarfs, wird abgebaut an nicht beanspruchten Partien; und so kann allmählich die Restitutio ad integrum eintreten, sofern die Gestalt des Knochens durch die Fraktur nicht wesentlich verändert war.

f) Störungen im Heilverlauf.

Der normalen Knochenheilung durch verknöcherndes Narbengewebe steht die *verzögerte Callusbildung* gegenüber, die in ihren extremen Fällen zum Ausbleiben der Vereinigung, zur Bildung der *Pseudarthrose*, des falschen Gelenkes, führt. Die Bruchstücke werden lediglich durch eine fibröse Narbe vereinigt, oder es bildet sich zwischen ihnen eine richtige Gelenkhöhle mit Kopf und Pfanne, mit Knorpelüberzug, bindegewebiger Kapsel mit Intima und Synovia. Ursachen allgemeiner Natur spielen eine wesentliche Rolle, Lues, Diabetes, Skorbut, allgemeine Erschöpfung durch Unterernährung, durch Infektionskrankheiten, Carcinomkachexie.

Daneben kommen als Ursache sicher aber auch lokale Momente in Frage, wenngleich die Forschung nach dieser Richtung noch in keiner Weise abgeschlossen ist. Es wird die ungenügende Fixation verantwortlich gemacht, ständige Bewegung der Bruchstücke soll die Heilung verhindern können. Dagegen spricht, daß die Rippenbrüche, die sich mit keiner Methode fixieren lassen, so gut wie nie zur Pseudarthrose führen, und daß die Frakturen der wilden Tiere, die ja auch nicht ruhiggestellt werden, fast immer knöchern heilen. Auch experimentell gelingt es nicht, durch Bewegung der Fragmente eine Pseudarthrose zu erzielen. Eine große Rolle dürfte das Moment der mangelhaften Fixation also wohl nicht spielen. Die Zwischenlagerung von Weichteilen soll ebenfalls die knöcherne Heilung verzögern und verhindern können. Auch dies Moment, das in extremen Fällen ganz sicher wichtig werden kann, ist doch wohl überschätzt worden. Man sieht nicht selten alte Präparate besonders von Oberschenkelbrüchen, bei denen der Callus über weiten Zwischenraum hinweggefunden und die Bruchstücke zur Vereinigung gebracht hatte. Und in dieser Lücke muß ja Muskulatur gelegen haben, die bei dem Heilungsvorgang mit in den Callus hineingearbeitet worden ist. Die lokalen Ursachen der Pseudarthrosenbildung bedürfen jedenfalls noch sehr eingehender Untersuchung.

Das Krankenlager eines Frakturpatienten kann naturgemäß durch alle Störungen kompliziert werden, die uns überhaupt bedrohen. Für die *Thrombose* besteht ohne Zweifel durch die Art der Schädigung eine gewisse Disposition. Bluterguß und Oedem, die auf die Gefäße drücken, Störungen der Zirkulation, die dadurch bedingt sind, Immobilisierung der Extremität, die häufig notwendige ganz besonders lange Bettruhe, vielleicht auch eine Verletzung von Gefäßen selbst sind alles Momente, welche die Thrombosengefahr erhöhen. Die *Lungenembolie* ist dann nur eine stets mögliche Folge dieser Komplikation. In die offenen, klaffenden Venen kann leicht Fett hineingeraten, das im Mark ja sehr reichlich vorhanden und das im lebenden Körper fast flüssig ist. So kommt die *Fettembolie* zustande. Offenbar werden ziemlich große Mengen von freiem Fett im Kreislauf vertragen. Doch kann es durch Verstopfung von Capillaren im kleinen Kreislauf zu Lungenstörungen kommen. Folgenschwerer wirken sich die Mengen aus, welche den Lungenkreislauf passieren und nun im Capillarsystem des großen Kreislaufs aufgehalten werden. Bei Verstopfung von Hirngefäßen tritt Somnolenz auf, comatöse Zustände bis zu tagelanger Bewußtlosigkeit, auch Erregungen und Krämpfe. Die kleinen Blutungen als Folgen capillarer Embolien in der Peripherie der Körperoberfläche sind ziemlich harmlos.

Das *Allgemeinbefinden* eines Frakturpatienten erfordert eine ganz besonders große Sorgfalt. Die schwierige Lagerung, das oft sehr lange Krankenlager, die manchmal sehr erheblichen Schmerzen und Unbequemlichkeiten stellen den Arzt vor recht mannigfaltige Aufgaben. Schlaf, Appetit, Stuhlgang, Haushalten mit Narkoticis, Alkohol und Nicotin, Beschäftigung, Fernhalten von Depressionen erfordern sehr sorgfältiges Eingehen auf den einzelnen kranken Menschen. Die oberen Luftwege sind peinlich zu überwachen, Atemgymnastik als Vorbeugung gegen eine Lungenentzündung ist sehr nützlich, Störungen sind sofort energisch zu bekämpfen. Die Pneumoniegefahr ist besonders bei älteren Menschen sehr groß und kann den Heilplan entscheidend beeinflussen. Wir werden manchmal auf irgendeine an sich nötige Therapie verzichten müssen, weil eine zu lange Bettruhe sich verbietet, und werden mit einer weniger strengen Fixation und vielleicht einem weniger guten Resultat aus dieser allgemeinen Indikation heraus uns begnügen müssen. Eine sehr ernste und nicht ganz seltene Komplikation des Frakturenkrankenlagers ist das Delirium tremens, das ebenfalls die Therapie sehr einschneidend beeinflussen und eine indizierte Behandlung verhindern kann.

Ein ständiger Befund nach einer Fraktur ist die *Temperatursteigerung*. Fieber bis zu 38 Grad und auch einmal darüber gehört zu den Begleiterscheinungen eines Knochenbruches und bedeutet keinerlei Komplikation. Die Ursache ist wohl die Resorption von Blut und Nekrosen aus dem Frakturbereich. In der Regel klingt dies Fieber sehr schnell wieder ab.

g) Allgemeines über Frakturbehandlung.

Es handelt sich um zwei Aufgaben, nämlich die Wiederherstellung einer *pathologisch veränderten Gestalt* und die Beseitigung einer *Störung der Funktion*. Je mehr ein Verfahren beiden Indikationen gerecht wird, desto stärker nähert es sich dem Ideal an. Häufig wird man sich mit einem Kompromiß begnügen müssen.

Die Methode, die am energischsten das Ziel einer anatomischen Restitutio ad integrum anstrebt, ist die *blutige Frakturbehandlung*. Der Bruch wird operativ angegangen, die Fragmente werden in offener Wunde in eine erwünschte Lage gebracht und mit mechanischen Mitteln in dieser erhalten. Das andere Extrem bildet die *funktionelle Behandlung*; an der anatomischen Situation wird nichts geändert, sondern während der Bruch irgendwie heilt, wird die Functio laesa beseitigt, die Gelenke werden mobilisiert und der Bewegungsapparat durch Massage und medico-mechanische Maßnahmen wieder arbeitsfähig gemacht. Die beiden Methoden des *fixierenden Verbandes nach Reposition* und der *permanenten Extension* nehmen eine Mittelstellung ein, indem sie sowohl die anatomische wie die funktionelle Wiederherstellung anstreben. Mit keinem der vier Verfahren kann man alle Frakturen behandeln, jedes hat seine besonderen Indikationen und seine Einschränkungen. Und nicht nur der besondere klinische Fall, die Art des Bruches und die Stellung der Fragmente bestimmen diese Indikation, sondern auch die äußeren Umstände, nicht zum mindesten das technische Können des Arztes, der Grad seiner chirurgischen Leistungsfähigkeit, das Vorhandensein von Hilfsmitteln, die Möglichkeit der Überwachung während der Behandlung sprechen sehr wesentlich mit.

1. Die *blutige Frakturbehandlung* bedeutet, daß wir einen geschlossenen Knochenbruch zu einem offenen, komplizierten machen. Und wenn es auch mit allen Vorsichtsmaßregeln der großen Asepsis geschieht, so kann doch die Möglichkeit einer Infektion nicht ausgeschlossen werden.

Außerdem bedingt der operative Eingriff mit der Ausräumung des Frakturhämatoms und der Entblößung der Bruchstücke von Weichteilen eine unwillkommene Störung des Heilverlaufes an seinem Anfang. In der Tat pflegt die Konsolidierung einer blutig operierten Fraktur verzögert zu sein. Es ist also durchaus kein leichter Entschluß, eine Fraktur blutig anzugehen, und es muß in jedem einzelnen Falle eine strenge Indikationsstellung verlangt werden.

Die Formulierung, *daß ein Knochenbruch dann blutig operiert werden soll, wenn mit keiner der anderen Methoden zum Ziel zu kommen ist*, wenn wir entweder die Bruchstücke nicht in eine erwünschte Lage zu bringen oder nicht darin zu erhalten vermögen, dürfte kaum auf Widerspruch stoßen. Die starke subjektive Note dieser Indikationsstellung bedingt, daß die Bedeutung des Verfahrens von den Chirurgen sehr verschieden bewertet wird. Am leichtesten wohl wird der Entschluß gefaßt werden, wo es sich um die Befestigung oder die Entfernung kleiner Fragmente handelt, die den Gang eines Gelenkes stören, oder bei Rißbrüchen, deren Diastase sich durch irgendeine Einwirkung von der Haut aus nicht beeinflussen läßt. Der quere Rißbruch der Kniescheibe wird immer der Schulfall für die blutige Frakturbehandlung bleiben. Auch die Interposition von Weichteilen kann einmal zur Operation zwingen. Manche Brüche lassen sich erfahrungsgemäß schlecht oder gar nicht einrichten, oder nicht in reponierter Stellung erhalten. Dazu gehören manche Frakturen des Unterarmes, besonders der Querbruch der Speiche in der Diaphyse.

Für den praktischen Arzt kann nur die Stellung der Indikation zur blutigen Frakturbehandlung in Frage kommen, niemals die Ausführung der Operation selbst. Ob man vom Schnitt aus nur die Bruchstücke reponiert, aufeinanderstellt und verzahnt, oder ob man sie durch mechanische Mittel, durch Drähte, Nägel oder Schrauben aneinander befestigt, oder ob man gar Fremdkörper, wie Bolzen, Schienen oder Laschen, für dauernd oder für beschränkte Zeit zurückläßt, — immer handelt es sich um eine ausgesprochen große und schwere Operation, welche an technisches Können, an lückenlose Asepsis, an Assistenz und Instrumentarium die allerhöchsten Anforderungen stellt. Der beste Zeitpunkt der Operation wird verschieden angegeben, häufig wird die zweite Woche gewählt. Doch ist kaum etwas dagegen einzuwenden, daß die Fraktur, bei der die Indikation zum blutigen Eingriff gestellt ist, sofort operiert wird. Wichtig ist die Nachbehandlung insofern, als eine ganz besonders sorgfältige Fixation des operierten Gliedes gefordert werden muß. Und diese Ruhigstellung wird in der Regel wegen der verzögerten Konsolidation auch besonders lange fortgesetzt werden müssen.

2. Der *fixierende Verband* war früher die herrschende Methode, war die fast automatisch einsetzende Behandlung eines Knochenbruches. Wenn er auch heute durch das Betonen der funktionellen Therapie und durch die modernen unstarren Verfahren etwas in den Hintergrund gedrängt ist, so ist er doch noch immer ein unentbehrliches Hilfsmittel der Frakturenbehandlung, und ist, besonders in der allgemeinen Praxis, für manche Knochenbrüche nach wie vor die Methode der Wahl. Der

fixierende Verband soll den gebrochenen Knochen bis zur Konsolidierung in der erwünschten Stellung festhalten, die in der Regel durch Reposition in einer Sitzung erzielt worden ist.

Das Material ist in erster Linie der *Gips*, und zwar als Schiene oder als zirkulärer Verband. Fertige Schienen aus Metall, Pappe oder Holz treten dagegen sehr zurück.

Die Gipstechnik ist nicht schwer, erfordert aber besondere Sorgfalt. Das Pulver ist sehr hygroskopisch und ist bereits durch aufgenommenes Wasser unbrauchbar, wenn es noch keine Spur von Nässe zeigt. Hier liegt zweifellos die Ursache der meisten Mißerfolge. Es muß also der Gips, sowohl das Pulver wie auch die fertigen Binden, absolut trocken aufbewahrt werden, in kleinen Quantitäten und fest in Blechbüchsen verschlossen. Die Gipsbinden können fertig bezogen werden, gewöhnlich einzeln verpackt. Oder der Arzt stellt sie sich selber her. Die Stärkebinde bietet keine Vorteile, die gewöhnliche Mullbinde ist völlig ausreichend. Man läßt die Binde über den Tisch laufen, auf dem das Gipspulver liegt, und reibt den Gips in den Mull hinein, am einfachsten mit einem Holzspatel. Dann wird die mit dem Gips beschickte Binde ganz lose wieder aufgerollt und zurechtgelegt. Es empfiehlt sich nicht, sehr große Mengen fertiger Binden vorrätig zu halten.

Für den Verband oder die Schiene braucht man außer der nötigen Anzahl von Binden nur noch heißes Wasser mit einem Zusatz von Alaun, etwa einer Handvoll auf eine Waschschüssel, um das Erhärten zu beschleunigen. Die Binde wird sehr vorsichtig ins Wasser gelegt und darin belassen, bis keine Blasen mehr aufsteigen. Dann wird sie behutsam herausgenommen und leicht zwischen beiden flachen Händen ausgedrückt. Will man eine Gipsschiene anfertigen, so wird die ablaufende Binde auf ebener Unterlage hin und her gelegt, bis eine Platte von genügender Dicke entstanden ist. Diese wird glatt gestrichen und kann dann anmodelliert werden. Die Frage der Polsterung ist in letzter Zeit viel diskutiert worden. Das Anlegen der Gipsschiene auf die bloße Haut ist in der Praxis nicht ratsam. Wo Druckgefahr besteht, soll die Haut gepolstert sein, also an den Gelenkvorsprüngen und Knochenkanten. Einige Lagen Zellstoff oder auch ein Kissen aus Gummischwamm erfüllen diesen Zweck vollständig. Dann wird die Schiene angelegt, mit einer Mullbinde angewickelt, und die Extremität mit der erhärtenden Schiene so lange in der gewünschten Situation festgehalten, bis der Gips fest ist und nun selber die Fixation übernimmt. Im klinischen Betriebe, wo eine dauernde Überwachung möglich ist, mag es zulässig sein, auf die Polsterung ganz zu verzichten, und den Gips direkt auf die Haut zu legen. Für die Praxis dürfte die Methode etwas gewagt sein. Druckstellen sind eine sehr unangenehme Komplikation, welche die Heilung sehr lange hinauszögern können, und aus denen sich für den Arzt viel Verdruß ergeben kann.

Auch der *zirkuläre Gipsverband* sollte unterpolstert sein, Druck und Schnürung wirken sich hier noch viel folgenschwerer aus. Auch ein zunächst richtig angelegter Verband kann dadurch zu eng werden, daß nachträglich das verletzte Glied anschwillt und nun zu wenig Platz im

Verbande hat. Es kann zur Gangrän einer ganzen Extremität kommen, Drucknekrosen bis auf den Knochen, umfangreichen Lähmungen. Beim Umlegen der Gipsbinde mit zirkulären Touren ist deshalb jede Schnürung peinlich zu vermeiden, ebenso jedes Eindrücken des noch weichen Verbandes mit den Fingern; also Umschlagtouren vermeiden und beim Halten mit flachen Händen weich zufassen.

Die Gipsschiene und der zirkuläre Gipsverband treten häufig in Konkurrenz. Und es wird nicht nur von äußeren Umständen, sondern auch von der persönlichen Einstellung abhängen, für welche der beiden Methoden man sich entscheidet. Die beiden häufigsten Knochenbrüche, die Radiusfraktur und der Knöchelbruch, lassen sich mit der Gipsschiene ideal behandeln. Am Unterarm wird die Schiene volar oder dorsal angelegt, am Unterschenkel als steigbügelförmige U-Schiene, wie sie v. Brunn als Methode eingeführt und ausgebaut hat. Aber beide Brüche lassen sich auch mit dem zirkulären Gipsverband behandeln.

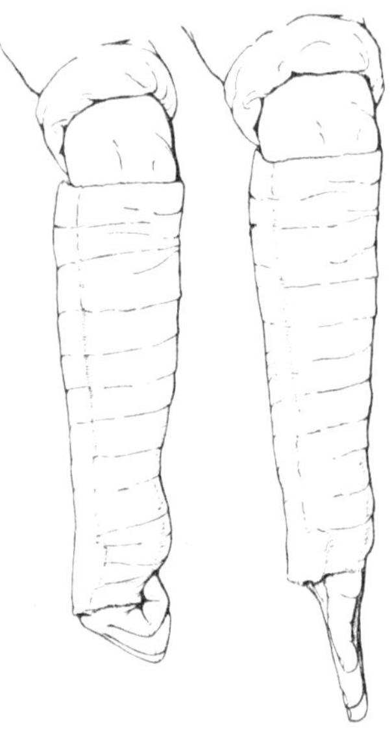

Abb. 15. Dorsale Gipsschiene beim typischen Radiusbruch.

Voraussetzung ist immer, daß die etwa vorhandene Dislokation vor Anlegung des fixierenden Verbandes beseitigt worden ist. Die Reposition erfolgt gewaltsam und in einer Sitzung. Apparate sind in der Regel nicht nötig, die Einrichtung wird fast immer manuell gelingen. Die *Narkose* ist der örtlichen Betäubung vorzuziehen. Wenn auch die Lokal-Anästhesie durchaus möglich ist und technisch keinerlei Schwierigkeiten macht, so muß doch der psychische Zustand des Verletzten mit in Rechnung gezogen werden. In den allermeisten Fällen wird man nicht gut tun, ihm die Wohltat einer allgemeinen Betäubung zu versagen.

Die Bruchstücke werden also in Narkose durch Zug, durch Hebelwirkung und durch direkten Druck in die erwünschte Lage gebracht und in dieser fixiert. Was den *Zeitpunkt* betrifft, so läßt sich als allgemeiner Grundsatz aufstellen: so früh wie möglich. Es besteht keinerlei Veranlassung, mit der Reposition auf irgend etwas zu warten. Sobald der Gips fest ist, wird eine Röntgenkontrolle angefertigt; und ist sie unbefriedigend, so wird die Reposition wiederholt, bis die Stellung gut ist. Am nächsten Tage ist der Verband sehr sorgfältig zu kontrollieren. Und ist er zu fest, so wird eine Bindentour eingeschnitten oder im Notfall der Verband entfernt und die Behandlung noch einmal begonnen. Unter keinen Umständen darf ein zu festsitzender Verband liegenbleiben; jede Nachlässigkeit nach dieser Richtung kann sich auf das schwerste rächen.

Auf der anderen Seite kommt es vor, daß im Verbande die Frakturgeschwulst beifällt, und daß auf diese Weise der zunächst gutsitzende

Verband zu weit wird. Dann muß er ebenfalls erneuert werden, da er zu lose sitzend seinen Zweck der Fixation nicht erfüllen kann. Durch wiederholte Röntgenkontrolle ist festzustellen, ob auch keine Verschiebung eingetreten ist. Sparsamkeit mit Röntgenfilmen macht sich teuer bezahlt.

Die *Dauer der Fixation* ist ein alter Streitfall. Im allgemeinen läßt sich sagen, daß mit drei Wochen weder die Gefahr einer irreparablen Versteifung besteht, noch die einer sofortigen Redislokation der Bruchstücke. Wir halten die Frist von etwa 20 Tagen als erste ununterbrochene Fixation im Verbande für richtig. Von diesem Zeitpunkte ab kann die Schiene oder der feste Verband täglich entfernt werden, es wird massiert und bewegt. Sobald die Konsolidation vollendet ist, bleibt die Fixation ganz fort.

Die anderen Formen des fixierenden Verbandes sind dem Gips unterlegen. Schienen aus Holz, Metall und Pappe sind möglich, die CRAMER-Schiene ist für den Notverband unentbehrlich. Als Behandlung einer Fraktur haben sie alle den Nachteil, daß sie sich dem Gliede nicht völlig anschmiegen, infolgedessen nicht ausreichend immobilisieren und andererseits eine viel stärkere Polsterung verlangen als eine gut angelegte Gipsfixation. Drückt eine Schiene, so muß der Verband abgewickelt werden. Ganz abgesehen von den sehr erheblichen Schmerzen, die ein mangelhaft gepolsterter Schienenverband verursachen kann, bedeutet er eine erhebliche Gefährdung der gedrückten Stelle. Nekrosen, die in kurzer Zeit bis auf den Knochen gehen, halten die Gesundung dann länger auf als der Knochenbruch.

3. Der *Streckverband* will die Dislokation nicht in einer Sitzung durch gewaltsame Reposition ausgleichen, sondern allmählich durch *permanenten Gewichtszug*. Die Immobilisation ist unvollständig, der Verband gestattet ein gewisses Maß von Funktion, und das ist einer der großen Vorzüge der Methode.

Der eigentliche Zweck des Verbandes ist die Ausgleichung der Verkürzung. Der permanente Gewichtszug soll die Bruchstücke, die aneinander vorbeigeglitten sind, wieder auseinanderziehen, bis sie in gleicher Linie liegen, bis die Fragmente wieder aufeinander statt nebeneinander stehen.

Daraus folgt, daß es im wesentlichen die Diaphysenbrüche sind, welche den Streckverband erfordern, und vorzugsweise die der unteren Extremität, wo wir gegen Verkürzungen besonders empfindlich sind. Ganz allgemein kann gesagt werden, daß jeder Oberschenkelbruch richtig behandelt ist, wenn er im Streckverband liegt. Für die Frakturen der übrigen langen Röhrenknochen läßt sich ein derartig allgemein gültiger Grundsatz nicht aufstellen. Immerhin spielt auch am Oberarm und Unterschenkel die Extension eine wichtige Rolle.

Die Entwicklung der Methode hängt mit Recht an dem Namen von BARDENHEUER; er hat den Heftpflasterstreckverband zu einem brauchbaren Verfahren ausgebaut. STEINMANN hat den Zug an der Haut ersetzt durch die Anwendung des Nagels, durch dessen Vermittlung die Extension am Knochen direkt angreift. Und KLAPP hat statt des

Nagels den Draht eingeführt. Für den klinischen Betrieb, auch der kleinen Krankenhäuser ohne spezialistische Leitung, besteht heute kein Zweifel, daß die *Drahtextension* die Methode der Wahl bedeutet. Der Draht wird durch den Knochen hindurchgeführt, wobei ein Führungsinstrument nicht notwendig ist. Dann wird er durch einen Bügel straff gespannt; unter den zahlreichen Modellen bevorzugen wir das von BECK, das allen Anforderungen entspricht. Und an diesem straff gespannten Draht lassen sich nun sehr hohe Gewichte anbringen, die am Knochen selbst ohne Vermittlung von Weichteilen einen sehr energischen Zug ausüben. Das ganze Glied läßt sich gut übersehen, die Kontrolle mit dem Meßband ist nicht beeinträchtigt, die Röntgenaufnahme im Bett mit dem fahrbaren Apparat ist jederzeit möglich. Auch Massage

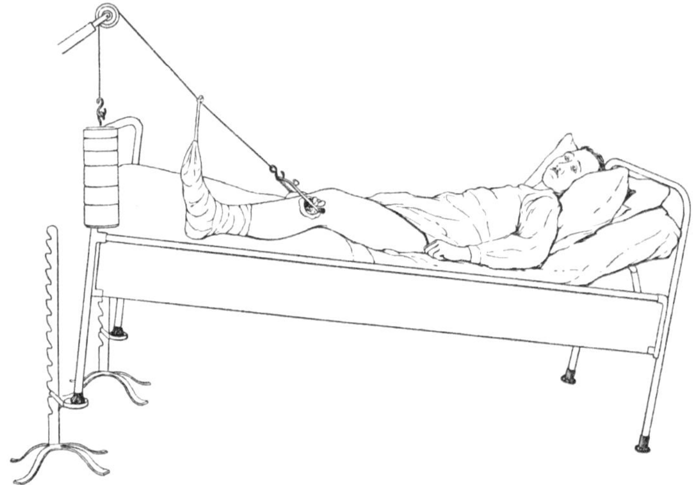

Abb. 16. Drahtextension an der Tuberositas tibiae beim Oberschenkelbruch. Aufhängung des Fußes an der Extension, das Fußende des Bettes ist hochgestellt.

und Bewegungstherapie kann schon bei liegender Extension eingeleitet werden. Der typische Fall ist die Fraktur des Oberschenkels in der Diaphyse. Der Draht wird mit der Hand oder maschinell durch den Knochen gebohrt und zwar zweckmäßig durch die Rauhigkeit des Schienbeinkopfes. Er wird in den Bügel eingespannt und dann nach Bedarf belastet. Die Lagerung bedarf besonderer Sorgfalt. Die beste Entspannung der Muskulatur ermöglicht die wirksame Extension mit den geringsten Gewichten. Werden Knie und Hüfte in leichte Beugung gebracht, in die „Semiflexion“ von ZUPPINGER, so genügen sehr viel kleinere Gewichte als beim Zug in der Streckstellung.

Der Draht kann heute zur Anbringung des Zuges als die wünschenswerte Methode bezeichnet werden, sie dürfte auch in der Praxis durchführbar sein. Wo Bedenken bestehen, wird man auf die *Heftpflasterextension* zurückgreifen. Das Glied wird in ganzer Länge rasiert und die Haut mit Äther oder Benzin entfettet. Für den Verband sind notwendig breites Segeltuchpflaster, schmale Pflasterstreifen, die schwächer sein dürfen, Schnur und Gewichte, wobei abgewogene Ziegelsteine oder Sandsäcke völlig genügen, das nötige Rollenmaterial, das den Zug laufend halten soll, und schließlich das Spreizbrett, das als Angriffspunkt für den Zug zu gelten hat, und deshalb in der Mitte ein Loch hat zur Aufnahme der Schnur und das gleichzeitig die Knöchel vor Seitendruck schützt; es muß also etwas breiter sein als der Knöchelabstand. Etwas Polstermaterial in Form von kleinen Zellstoffkissen ist noch nötig, und eine Mullbinde zum Anwickeln des ganzen Verbandes.

Das Segeltuchpflaster wird als genügend langer Streifen abgemessen. Und zwar soll dieser der ganzen Länge der Extremität entsprechen; dazu kommen noch 20—30 cm für das Spreizbrett. Dieser Längsstreifen soll über die Bruchstelle hinausgreifen und auch am oberen Fragment einen ziehenden Einfluß ausüben. Die vorspringenden Knochenpunkte werden leicht gepolstert, das Wadenbeinköpfchen, die Schienbeinkante, die Knöchel, auch die Achillessehne muß geschützt werden; und dann wird der Längsstreifen durchlaufend angeklebt, am Bein und am Oberarm medial und lateral, am Unterarm auf der Streck- und Beugeseite. Am Fuß steht er mit einer Schlaufe steigbügelartig über; in diese Schlaufe wird das Spreizbrett eingelegt. Entsprechend der durchbohrten Mitte des Spreizbrettes wird der Streifen gelocht, und dann wird die Schnur durchgezogen und befestigt. Der Längsstreifen wird noch mit dem schmaleren Heftpflaster gesichert, und zwar wird dies in steilen Schraubengängen um die Extremität mitsamt dem aufgeklebten Segeltuchpflaster herumgelegt. Auf die Polsterung von Schienbeinkante und Achillessehne ist noch einmal gut zu achten. Und zum Schluß wird der ganze Verband mit einer Mullbinde glatt angewickelt. Das Glied wird in die erwünschte Lage gebracht, die Schnur wird durch Führung über eine oder mehrere Rollen in die verlangte Richtung geleitet, und dann kann die Extension durch Anhängen von Gewichten wirksam gemacht werden.

Die *Höhe der Belastung* läßt sich nicht grundsätzlich angeben; sie muß eben so lange wirken, bis ihr Zweck, der Ausgleich der Verkürzung, erreicht ist. Das Meßband ist für diese Feststellung eine gute Hilfe. Noch zuverlässiger ist die Röntgenkontrolle im Bett bei wirkender Extension mit einem fahrbaren Apparat. Sorgfältige Untersuchung mit Augenmaß und Meßband muß im Notfall das Fehlende nach Möglichkeit ersetzen.

Der Längszug dient in erster Linie zur Beseitigung der Verkürzung, und er wird dies Ziel auch erreichen. Ein Teil der übrigen Dislokationen wird sich dabei von selbst mit ausgleichen, die Bruchstücke treten aus einer Dislocatio ad latus wieder voreinander, ein Achsenknick richtet sich gerade. Erfolgt dieser Ausgleich nicht automatisch mit der Längsextension, so müssen Querzüge angebracht werden, die das eine oder andere Bruchstück direkt in der Richtung senkrecht zur Längsachse beeinflussen. Auch die Drehung, die Dislocatio ad peripheriam, läßt sich korrigieren, und zwar durch einen Rotationszug; ein Pflasterstreifen wird so angebracht, daß er die Extremität im Sinne dieser Korrektur aufrollt. Bei allen diesen Maßnahmen ist sehr streng darauf zu achten, daß keine Schnürung und keine Stauung entsteht. Ein Querzug kann durch Druck auf die großen Gefäße die Gefahr der Thrombose zweifellos erhöhen.

Bei sehr starkem Zug kann es vorkommen, daß die Reibung des Körpers auf der Unterlage nicht genügt, um diesen festzuhalten; die Gewichte ziehen den Patienten in der Richtung der Extension fort, die Lage ändert sich in unerwünschter Weise, der Zug wird schließlich dadurch unwirksam, daß die Gewichte am Boden anlangen, oder daß Teile des Verbandes sich an den Rollen anstemmen. In solchem Falle muß für eine *Gegenextension* gesorgt werden. Am einfachsten ist das Hochstellen des Bettes am Fußende, der Körper kommt dadurch auf eine schiefe Ebene und zieht mit seinem Gewicht gegen die Extension; der Bruch wird zwischen zwei Kräften distrahiert. Genügt dies nicht oder wird die Lage schlecht vertragen, so wird der Gegenzug in anderen Formen angebracht. Ein gut gepolsterter Sitzring wird um einen Oberschenkel herumgelegt, so daß er am Damm angreift. Und diese Vorrichtung wird mit einer Schnur dann am Kopfende befestigt. Der Patient ist auf diese Weise mit Sicherheit verhindert, dem Zuge zu folgen, auch wenn die Gewichte sehr hoch sind.

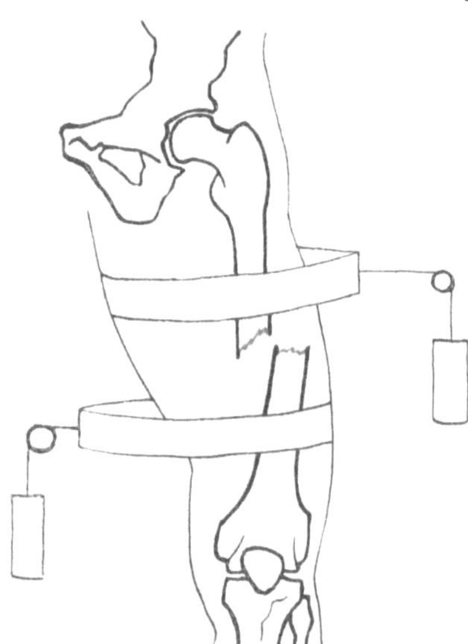

Abb. 17. Querzüge zur Beseitigung der Dislocatio ad latus.

Über die *notwendige Dauer der Extension* lassen sich ebensowenig feste Regeln aufstellen wie über die Höhe der Belastung. Bei beiden muß der Zweck erreicht sein, und das ist der einzige Maßstab für die Dosierung. Der Zug muß so kräftig sein, daß er die Verkürzung ausgleicht, und muß so lange wirken, bis die Fraktur in dieser erwünschten Stellung genügend gefestigt ist. Wenn der Callus noch so weich ist, daß er eine Verschiebung zuläßt, so muß die Extension noch länger wirken. Der Draht wird viele Wochen und im Notfall sogar Monate vertragen.

Noch während die Extension wirkt, kann mit der Bewegungsbehandlung, und wenn der Drahtzug angewandt ist, auch mit der Massage der freien Teile begonnen werden. Mit leichter Mühe lassen sich Einrichtungen improvisieren, die eine derartige funktionelle Therapie in Verbindung mit der Extension ermöglichen.

4. Die *rein funktionelle Methode* besteht darin, daß auf eine anatomische Behandlung völlig verzichtet wird. Es werden die Gelenke sehr früh durch aktive und passive Bewegungen gängig gemacht, es wird massiert und elektrisiert, Heißluft, heiße Bäder, Diathermie werden

angewendet. Blutextravasat und entzündliches Exsudat werden so schnell wie möglich abtransportiert, die Zirkulationsverhältnisse werden mit allen zur Verfügung stehenden Mitteln verbessert.

Die *Indikation* ist begreiflicherweise begrenzt. Nur solche Fälle eignen sich für die Methode, bei denen keine nennenswerte Dislokation besteht, oder bei denen man glaubt, eine Verschiebung aus irgendwelchen Gründen in Kauf nehmen zu sollen. Die gar nicht oder doch praktisch nicht wirksam dislozierten Brüche betreffen Mittelfuß und Mittelhand, Rippen, auch das Schlüsselbein und ganz besonders die Wirbelsäule. Die kindlichen Frakturen, die unter dem Namen der „Grünholzbrüche" nur einen Knick der Knochensubstanz ohne Verletzung des Periostschlauches zeigen, sind häufig auch unverschoben, schließlich die Brüche des einen von zwei Doppelknochen, die durch den unverletzten Nachbarn ausreichend fixiert sind. Bei all diesen Frakturen ist zu überlegen, ob eine rein funktionelle Therapie nicht ausreichend ist. Wenn heute als Reaktion auf ein zu weit getriebenes funktionelles Prinzip die Forderung aufgestellt wird, daß eine lange und strenge Fixation unter allen Umständen gefordert werden muß, und daß exakte Reposition die unerläßliche Vorbedingung für ein gutes Resultat ist, so ist auch das wieder weit über das Ziel hinausgeschossen. Sehen wir doch oft genug, z. B. bei den Tieren, oder auch beim Menschen nach übersehenen Frakturen, sehr schöne Funktion, ohne daß die anatomische Stellung ideal ist. Und schließlich dürfen doch die Tatsachen der funktionellen Anpassung nicht völlig in Vergessenheit geraten. Wir wissen doch, daß der Körper, besonders des wachsenden Individuums, sich in weiten Grenzen auf geänderte Bedingungen umstellen und auch die Form wieder der verlangten Funktion anpassen kann. Andererseits lehrt doch die tägliche Erfahrung, daß eine gute anatomische Stellung in keiner Weise auch ein wirklich gutes Behandlungsresultat bedeuten muß. Eine zu lange und zu strenge Fixation, auch in einwandfreier Stellung, kann schwere Funktionsstörungen im Gefolge haben. Und wenn heute die anatomische Behandlung zu stark in den Vordergrund tritt, so wird hier wieder eine Abkehr zu funktionellen Methoden zu erfolgen haben. Einen Schlüsselbeinbruch, der unter rein funktioneller Behandlung in 4—6 Wochen bis zur Arbeitsfähigkeit ausheilt, für längere Zeit zu fixieren, muß als abwegig bezeichnet werden. In den allermeisten Fällen wird der Nachteil der verlängerten Feierzeit und des verstärkten Krankheitsbewußtseins den sehr problematischen Vorteil einer vielleicht etwas verbesserten Stellung in keiner Weise aufwiegen. Da fast alle Frakturpatienten irgendwie versichert sind, so hat sehr häufig das anatomische und kosmetische Resultat hinter wirtschaftlichen und psychologischen Momenten zurückzutreten. Wer von seiner Fraktur später am wenigsten spürt, wer in der möglichst kurzen Zeit einen möglichst großen Teil seiner Erwerbsfähigkeit wiedererlangt hat, der ist am besten behandelt worden, und nicht der, bei dem das Röntgenbild die beste Stellung der Fragmente ergibt. Daß die beiden Forderungen sich häufig weitgehend überschneiden, war oft genug gesagt. Es muß nur vor der Auffassung gewarnt werden, daß sie sich völlig decken.

Der *Notverband* bedarf einer besonderen Besprechung. Er bedeutet die Notwendigkeit, an Ort und Stelle der Verletzung mit Behelfsmitteln erste Hilfe zu leisten. Der Arzt soll auf der Reise und beim Sport außer dem Verbandpäckchen eine Spritze und Morphium in Ampullen bei sich führen, um zunächst bei einem Unglücksfall die Schmerzen beseitigen zu können. Ein erheblicher Teil der allgemeinen Kopflosigkeit, die bei Unfällen zu entstehen und zunächst jeden Entschluß zu erschweren pflegt, ist beseitigt, wenn der Verletzte selbst beruhigt und schmerzfrei ist. Und der Arzt hat viel geholfen, wenn er zunächst einmal das erreicht. Andererseits ist es eine sehr peinliche Situation, wenn man sich bei einem Unglücksfall als Arzt zu erkennen gibt, im übrigen aber nichts tun kann, um der allgemeinen Ratlosigkeit zu steuern, nicht einmal einen schmerzfreien Abtransport bewerkstelligen. Ist der Bruch kompliziert, dann ist hoffentlich das besprochene Verbandpäckchen zur Stelle. Und fehlt es, dann muß ein möglichst frisch gebügeltes Wäschestück Ersatz leisten und zwar so, daß eine unberührte Innenfläche — etwa eines noch nicht entfalteten Taschentuches — auf die Wunde zu liegen kommt. Ist dies beides besorgt, dann erfolgt die behelfsmäßige Fixierung des gebrochenen Gliedes. Der Arm wird am besten an den Körper anbandagiert. Wird eine Schiene benutzt, und für die untere Extremität dürfte das die Regel sein, so soll diese die beiden der Fraktur benachbarten Gelenke ruhigstellen. Als Schiene ist alles brauchbar, was fest und lang genug ist: eine Zaunlatte, ein Ruder, ein Schneeschuh, ein Gewehr. Und wenn die Schiene oben oder unten weit übersteht, so ist das kein Schaden. Als Polster werden Kleidungsstücke und Wäsche verwendet, im Notfalle Heu oder Moos. Zum Anwickeln ist die Wickelgamasche sehr brauchbar. Das Anbandagieren direkt an die Bahre, wie es im Kriege viel geübt wurde, auch beim Transport unter Tage im Bergbau sowie an Bord von Schiffen, kann einmal gute Dienste leisten. Daß der Transport so vorsichtig wie möglich zu erfolgen hat, versteht sich von selbst. Nicht allein die Schmerzen sind dabei zu fürchten, sondern es kann durch ungeschicktes Hantieren noch nachträglich eine Komplikation eintreten, die geschlossene Fraktur wird zu einer offenen. Oder auch die spitzen Fragmente können sekundär zu einer Verletzung von Nerven und Gefäßen führen mit allen schweren Folgen.

B. Allgemeines über Luxationen.

Die Verrenkung eines Gelenkes bedeutet einen Zustand, bei dem die Gelenkkörper ihren normalen Kontakt miteinander aufgegeben haben und sich in einer pathologischen Stellung zueinander befinden. Sie sind entgleist. Fast immer gehört dazu ein Riß in der Kapsel, durch den der eine Gelenkkörper aus der Höhle austritt. Wohin er sich begibt, hängt von der anatomischen Situation ab. In der Regel sind es bestimmte Wege, die der luxierende Körper geht, mit bestimmten Endpunkten der Bewegung. So entstehen die typischen Verrenkungen.

Aus der Besprechung sind von vornherein auszuscheiden die *angeborenen Luxationen*, die als Mißbildungen nicht in den Rahmen des Bruches gehören. Dann aber sollen ebenfalls nicht besprochen werden die *Spontanluxationen*, die darauf beruhen, daß der krankhafte Zustand des Gelenkes den beteiligten Knochen keinen genügenden Halt mehr gewährt, sondern die Gelenkkörper auch ohne Einwirkung einer äußeren Gewalt entgleisen läßt. Derartige zerstörende Prozesse können auf einer Tuberkulose des Gelenks beruhen; wir sehen die „Pfannenwanderung" bei der Coxitis. Oder aber es liegen schwere trophische Störungen vor, etwa ein Tabes oder eine Syringomyelie, oder schließlich sind es schwere motorische Lähmungen der Skeletmuskulatur, durch welche das Gelenk seinen Zusammenhang verloren hat, eine Poliomyelitis, eine Paraplegie.

Beschränken wir uns also auf die *traumatischen Luxationen*, so lassen sich diese genau wie die Frakturen einteilen in komplizierte und geschlossene, vollständige und unvollständige, und nach dem Mechanismus in direkte und indirekte. Die *Komplikation*, die Verbindung des luxierten Gelenkes durch eine Wunde mit der Außenwelt, ist deshalb unter allen Umständen ein so ernstes Ereignis, weil es sich um die Eröffnung einer Gelenkhöhle mit allen den Möglichkeiten und schweren Folgen einer Infektion handelt. Besonders am Knie ist das Ereignis mit Recht sehr gefürchtet. Abgesehen von der Weichteilwunde gibt es sehr ernsthafte Nebenverletzungen. Es kann zu einer kompletten Plexuslähmung bei der Verrenkung der Schulter kommen, bei der Luxation im Knie können die Popliteagefäße zerreißen, ein Ereignis, das die Gangrän des Unterschenkels zur Folge hat. Die *unvollständige Luxation* liegt vor, wenn die Gelenkkörper ihren Kontakt nicht völlig aufgegeben haben, sondern nur verkantet sind und klemmen. Der Zustand wird als *Subluxation* bezeichnet.

Was den *Mechanismus* betrifft, so gibt es direkte Luxationen; das Gelenk wird durch direkte Gewalteinwirkung gesprengt, die Gelenkkörper werden auseinandergeschlagen oder gedrückt. Auch kann in seltenen Fällen ein Gelenk durch Muskelanstrengung, durch eine übertriebene Bewegung luxieren; wir kennen den Vorgang am Kiefergelenk, welches durch zu weites Öffnen des Mundes nach vorn ausgerenkt werden kann.

Im allgemeinen handelt es sich aber um eine indirekte Luxation durch Hebelwirkung. Ein sehr klares Beispiel ist die Luxation im Ellenbogengelenk nach hinten, die durch Fall auf die Hand bei überstrecktem Ellenbogen zustande kommt. Das Olecranon weicht bis zum Anschlag nach hinten aus und stemmt sich dann in der Fossa olecrani an. Geht jetzt die Streckbewegung weiter, so wird der Processus coronoideus vorn aus seiner Fossa herausgehebelt, und sobald er von der Trochlea freikommt, kann die Gewalt des Stoßes in der Längsrichtung wirksam werden: der Processus coronoideus steigt über die Trochlea hinweg und stellt sich hinten in die Fossa olecrani ein. Damit ist die Luxation beendet und vollständig (Abb. 18).

Das *klinische Bild* zeigt wiederum den Bluterguß, der die Grenzen des Gelenkes stark verwischen kann. Auch die Deformierung muß vorhanden sein und bildet ein Hauptsymptom der Verrenkung; das Gelenk zeigt eine Stellung, die ihm anatomisch nicht zukommt. Die Form

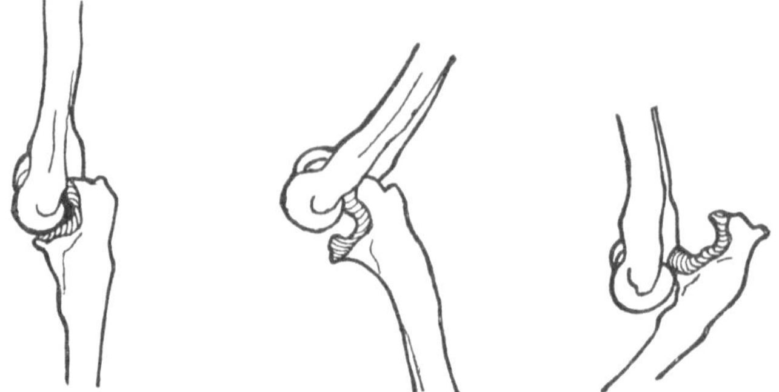

Abb. 18. Luxation im Ellenbogen nach hinten durch Überstreckung des Gelenkes.

kann, wie am Knie, grotesk verändert sein, indem die beiden starken Gelenkkörper nicht untereinander sondern nebeneinander stehen (Abb. 19). Oder die Achse einer Extremität ist völlig verlagert, der luxierte Oberarm zeigt nicht auf die Schulterpfanne, sondern auf den Rabenschnabel (Abb. 20). Oder der nach hinten ausgerenkte Unterarm erscheint verkürzt, das Olecranon mit der Tricepssehne steht hinten weit heraus.

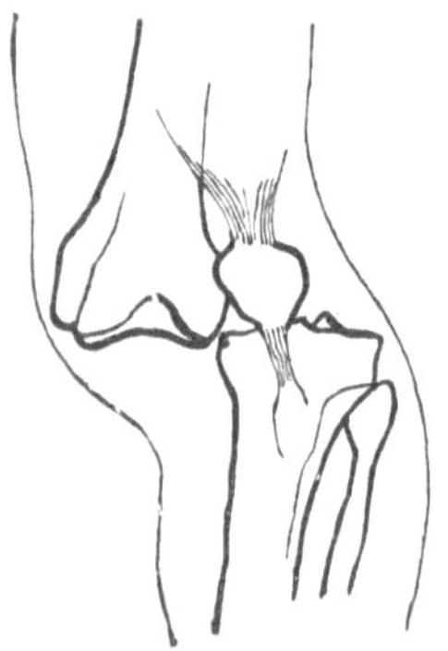

Abb. 19. Luxation im Knie nach lateral.

Neben der meist sehr überzeugenden Druckempfindlichkeit pflegt ein sehr heftiger Spontanschmerz vorhanden zu sein. Die Fehlstellung des luxierten Gelenks kann eine unerträgliche Spannung bedingen. Die Functio laesa fehlt nicht, das verletzte Glied wird ängstlich ruhig gehalten, jede Bewegung wird vermieden.

Bis hierher decken sich die Erscheinungen der Luxation mit denen der Fraktur. Nun aber der Unterschied:

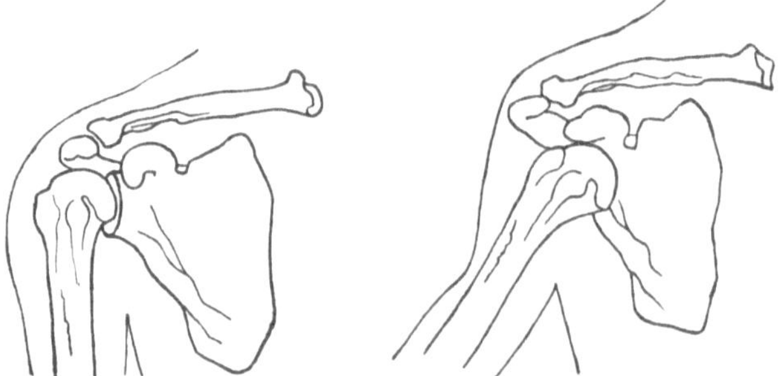

Abb. 20. Schultergelenk, normal und mit typischer Luxation nach vorn.

während beim Knochenbruch an einer Stelle des Skelets, die fest zu sein hat, eine abnorme Beweglichkeit unter Krepitation besteht, findet sich im Gegensatz dazu bei der Luxation an der Stelle einer physiologischen Beweglichkeit eine Fixierung. Das luxierte Gelenk sperrt, es läßt sich überhaupt nicht bewegen; oder wird eine Bewegung gewaltsam erzwungen, so stellt das entgleiste Gelenk sich sofort wieder in seine Zwangshaltung ein. Die Erscheinung der „*federnden Fixation*" ist das Hauptsymptom der Verrenkung, das nur ihr zukommt und niemals fehlt, es sei denn, daß ganz grobe Zerstörungen des Gelenkapparates vorliegen. Im Schulfall der Luxation des Ellenbogens nach hinten ist der Musculus brachialis vorn und der triceps hinten abnorm gespannt, und beide Muskeln ziehen das luxierte Gelenk immer fester in seine pathologische Stellung hinein.

Die Palpation der Gelenkgegend führt zu weiteren Aufschlüssen. Die Pfanne erweist sich als leer, die gespannten Weichteile ziehen straff über sie hinweg. Der Kopf läßt sich häufig an abnormer Stelle tasten, besonders beim Versuch passiver Rotation. So kann man an der Schulter den Oberarmkopf vor, unter oder hinter der Pfanne durch die Palpation feststellen. Auch an der Hüfte gelingt es in sehr vielen Fällen, den luxierten Femurkopf mit Sicherheit zu fühlen.

Für die Bezeichnung ist wichtig, daß die Luxation stets nach dem *peripheren* Anteil des Gelenks benannt wird.

Die *Differentialdiagnose* gegen die Fraktur ist meist leicht, besonders wenn auf das Hauptsymptom der federnden Fixation gegenüber der abnormen Beweglichkeit genügend geachtet wird. Schwieriger zu beurteilen und ohne Röntgenbild meist nicht erkennbar ist die Luxationsfraktur. Fehlstellungen eines Gelenkes bei abnormer Beweglichkeit mit Krepitation können das Bild sehr mannigfaltig gestalten. Die Distorsion, bei der wohl Kapselteile eingerissen, aber die Gelenkkörper in ihrer Beziehung zueinander nicht wesentlich gestört sind, oder Kontusionen, die nur einen Bluterguß ins Gelenk oder seine Umgebung bedeuten, werden differentialdiagnostisch kaum Schwierigkeiten machen.

Die *Therapie* besteht in der möglichst frühzeitigen Reposition des luxierten Gelenkes. Mit jedem Tage werden die Aussichten schlechter, und nach 2 Wochen ist die Einrenkung in der Regel überhaupt nicht mehr möglich; die Luxation ist veraltet und läßt sich nicht mehr reponieren. Die Narkose mit Evipan, Chloräthyl oder Äther wird sich nicht vermeiden lassen. Und zwar ist es nicht nur die Schmerzhaftigkeit des Eingriffes, die aus humanen Gründen die Betäubung erfordert, sondern eine schonende Reposition ist nur möglich bei entspannter Muskulatur. Die Einrenkung erfolgt tunlichst auf demselben Wege, auf welchem der luxierte Gelenkteil seinen Platz verlassen hat. Bei der typischen Ellenbogenluxation nach hinten muß also die Uberstreckung wiederhergestellt werden, damit vorn der Processus coronoideus aushaken kann; und dann erst wird der Zug in der Längsrichtung wirksam, und die Reposition ist möglich. Es handelt sich überhaupt in der Regel um das Prinzip, daß man die pathologische Stellung übertreibt und dann durch geeignete Manöver die Reposition versucht. Dabei darf man sich nicht auf eine bestimmte Stellung festlegen, sondern soll verschiedene Situationen probieren, die Rotation ändern, die Zugrichtung, den Gelenkwinkel. Es ist sehr überraschend, wie dann manchmal ganz plötzlich die Reposition gelingt, häufig in einem Augenblick, in dem man gar nicht darauf gefaßt ist, sich auch gerade gar nicht besonders angestrengt hatte. Wie man überhaupt desto weniger Kraft braucht, je geübter und geschickter man beim Reponieren ist.

Ist die Einrenkung gelungen, worüber meist keinerlei Zweifel besteht, so erhebt sich die Frage der *Nachbehandlung*: soll überhaupt fixiert werden und wie lange? Im allgemeinen wird zweifellos zu lange und zu gründlich immobilisiert, und die Endresultate sind durchaus nicht gut. Die Gefahr einer Reluxation ist sehr gering, eine Fixation aus dieser Indikation heraus ist also unnötig. Und der Kapselriß verlangt an sich auch keine langdauernde Fixation. Je fester das Gelenk während der Heilung dieses Risses steht, desto größer ist die Gefahr der Schrumpfung und damit der Versteifung. Als Grundsatz darf deshalb formuliert werden, daß so kurz wie möglich fixiert werden soll. Am Arm für 5—7 Tage eine Mitella, am Bein die Lagerung zwischen Sandsäcke für eine Woche, das dürfte genügen; und sobald wie irgend möglich wird vorsichtig massiert und bewegt.

Es darf aber nicht verschwiegen werden, daß bei jeder Nachbehandlung die Resultate schlecht sind. Es kommt zu Verknöcherungen der Kapsel oder der benachbarten Muskulatur, zu Knochenatrophien, zu schweren arthrotischen Veränderungen. Und stellt man nach Jahren Spätresultate fest, so ist es erschreckend, wie wenige Fälle wirklich folgenlos abgeheilt sind.

Eine frische traumatische Luxation läßt sich so gut wie ausnahmslos einrenken; nur die des Daumens ist mitunter renitent und muß dann so schnell wie irgend möglich blutig reponiert werden. Ist die Luxation veraltet, besteht sie auch nur 2 Wochen, so ist die unblutige Reposition meist nicht mehr möglich. Die Operation gelingt wohl, doch ist der Eingriff sehr groß, das Resultat in der Regel höchst unerfreulich. Die Entscheidung, ob man überhaupt operieren oder aus der Luxationsstellung das allenfalls Mögliche herausholen soll, kann recht schwer sein.

Manche Verrenkungen lassen sich wohl reponieren, sie treten aber entweder sofort wieder ein, oder es bleibt eine Neigung zu Recidiven, die sich allmählich immer mehr häufen; die Luxation wird *habituell*. Der Zustand ist sehr lästig und sogar gefährlich, die Erwerbsfähigkeit ist erheblich beeinträchtigt. Die Behandlung ist Sache der großen Chirurgie.

Spezieller Teil.

A. Kopf.

Am *Hirnschädel* entstehen die Frakturen des Schädeldaches meist durch direkten Mechanismus: Schlag mit scharfer oder stumpfer Waffe, Fall eines schweren Gegenstandes auf den Kopf (Ziegel vom Dach), oder Sturz auf den Schädel. Auch die Kopfschüsse gehören hierher. Die Komplikation mit Weichteilwunde ist sehr häufig.

Bei der Schädelfraktur läßt sich fast immer beobachten, daß die beiden Blätter des Knochens nicht gleichmäßig brechen, sondern daß die Verletzung der inneren Lamelle die umfangreichere zu sein pflegt. In der Annahme, daß dies Verhalten durch eine besondere Sprödigkeit der inneren Knochentafel bedingt sei, hat man diese die *Tabula vitrea* genannt. Diese Auffassung ist unrichtig; denn wenn die Gewalt ausnahmsweise nicht von außen nach innen, sondern von innen nach außen wirkt, dann kehrt sich das Verhältnis um, und die Tabula externa erleidet die schwerere Zertrümmerung. Das läßt sich sehr gut an einem Durchschuß durch den Schädel beobachten: am Einschuß ist die innere Tafel in größerem Umfange zerbrochen, am Ausschuß die äußere. Wirkt die Gewalt langsam, etwa durch stumpfen Schlag, dann wird dieser Unterschied noch deutlicher, die äußere Tafel kann völlig intakt sein, während die innere Frakturen aufweist. Oder außen ist eben eine feine Fissur zu sehen, und innen liegt eine weitgehende Zertrümmerung vor, die Dura ist durch einen verschobenen Scherben angerissen, das Gehirn verletzt.

Dem physikalischen Vorgange, der diesem Verhalten zugrunde liegt, ist nicht leicht beizukommen. Der brechende Körper ist eben sehr kompliziert gebaut; er besteht aus zwei konzentrisch konstruierten sphärischen Gebilden, die noch dazu durch das Maschenwerk der Diploe einerseits miteinander verbunden, andererseits gegeneinander abgesteift sind. Vielleicht ist die einfachste Vorstellung die, daß man den Schädelbruch als *Biegungsfraktur* auffaßt: beide Lamellen weichen der von außen andrängenden Gewalt aus bis zur Grenze der Elastizität, und dann erfolgt die Trennung der Kontinuität auf der Höhe der Konvexität durch Riß. Stellt man sich den Schädel durch die Gewalt eingebeult vor, so liegt diese Konvexität in der Tabula interna. Die externa ist in diesem Augenblick noch zusammengedrückt, hält also, oder reißt erst später, wenn die Kraft noch genügend weiterwirkt.

Aus dieser Erwägung geht hervor, daß eine ganz harmlos erscheinende Fissur im Moment der Gewalteinwirkung wesentlich anders ausgesehen haben kann. Sie ist vielleicht ein weit klaffender Spalt gewesen, der, nachdem die Gewalt sich erschöpft und totgelaufen hatte, durch die Elastizität des Schädels sich wieder geschlossen hat. Dieser Auffassung entspricht der nicht ganz seltene Befund, daß hinter einem feinen Sprung im Knochen Haare oder Schmutzpartikel oder Teile der Kopfbedeckung liegen, welche den Spalt im Augenblick des Klaffens passiert haben und dann in der Schädelhöhle eingeschlossen wurden.

Die *Diagnose* ist häufig recht schwer zu stellen. Hämatome am Schädel, Beulen, kommen auch ohne Frakturen in beträchtlichem Umfange vor. Krepitation und abnorme Beweglichkeit werden bei der Neigung zur Einkeilung meist fehlen. Eine etwa vorhandene Delle im Knochen kann durch das Hämatom verdeckt sein. Das Röntgenbild läßt uns sehr oft im Stich.

Klar ist die Diagnose, sobald die Fraktur *kompliziert* ist; und in diesem Falle ist diese Klarstellung auch unbedingt zu verlangen. Jede Kopfwunde ist mit Haken auseinanderzuhalten und der etwa freiliegende Knochen auf Bruchlinien abzusuchen. Und ist eine Fraktur erkennbar, so muß die Frage der Trepanation sehr ernstlich erwogen werden. Liegt eine ganz einfache Fissur vor, verfügt der Arzt über genügende Erfahrung, und kann er den Verletzten zuverlässig unter seinen Augen behalten, so wird er auf die Eröffnung des Schädels verzichten und abwarten, ob der Fall glatt läuft oder ob Komplikationen sich einstellen. Sobald aber eine Depression da ist, sobald eine Stufe in der Frakturlinie eine Verschiebung der Bruchstücke anzeigt, sobald etwa gar Haare oder Gewebsteile eingeklemmt sind, soll der Schädel aufgemacht werden. Die Fissur wird trepaniert, lose Splitter werden entfernt, scharfe Kanten geglättet. Die Blutung wird sorgfältig gestillt, ein etwa vorliegender Durariß wird nach Möglichkeit geschlossen.

Die Hautwunde wird, *wenn die Verletzung nicht länger als 8 Stunden zurückliegt*, exzidiert und vernäht. Ist die Inkubationsfrist überschritten, so verzichte man auf die primäre Naht. Die ganze Versorgung eines komplizierten Schädelbruches läßt sich sehr gut in örtlicher Betäubung durchführen. Die Umspritzung empfiehlt sich auch, wenn der Patient benommen erscheint, und zwar wegen der geringeren Blutung. Als Instrumentarium genügt im Notfall Hammer und Meißel.

Neben der Komplikation durch offene Wunde kann der Zustand des *Gehirns* therapeutisches Handeln verlangen. Der Inhalt des Schädels nimmt an der Verletzung in verschiedenem Umfange teil, und je nach der Schwere der Gehirnerscheinungen wird eine *Commotio, Contusio* und *Compressio* cerebri unterschieden. Mit steigender Alteration des Zentralnervensystems kommt es zunächst zu Reizerscheinungen und dann zu Lähmungen in allen Sphären.

Die *Commotio*, die Gehirnerschütterung, hat man sich vorzustellen als eine anatomisch nicht nachweisbare Läsion, lediglich eine Verschiebung der kleinsten Teile der Masse. Die Erscheinungen bestehen meist nur in Reizsymptomen, vor allem Kopfschmerzen und *Erbrechen.*

Auch motorische und psychische Unruhe wird beobachtet, seltener ausgesprochene Krämpfe. Daneben kann als beginnende Lähmung *Bewußtlosigkeit* eintreten. Schwere Folgen pflegt das Ereignis nicht zu haben, verlangt auch außer Bettruhe und langer Schonung keine eigentliche Behandlung. Nachdem die Erscheinungen gleich anfangs ihren Höhepunkt erreicht haben, klingen sie allmählich ab.

Die *Contusio* bedeutet eine gröbere Läsion des Gehirns: Zerquetschung und blutige Imbibierung der Masse. Die klinischen Erscheinungen sind dementsprechend schwerer, es können, je nach Sitz und Umfang der Schädigung, recht beträchtliche Ausfälle eintreten. Auch hier liegt das Maximum der klinischen Erscheinungen am Anfang, im direkten Anschluß an die Verletzung. Und dann bleiben sie entweder in gleicher Stärke bestehen oder gehen zurück.

Die *Compressio* dagegen, der *Hirndruck*, ist ein progressiver Zustand; Blut läuft in die Schädelhöhle hinein und beengt als epi- oder subdurales Hämatom den Raum, der dem Gehirn zur Verfügung steht. Es gerät mit sehr verschiedener Geschwindigkeit unter Druck. Und je länger die Blutung dauert, je enger der Raum wird, desto schwerer werden die Erscheinungen. Diese laufen der Reihe nach als Reiz- und Lähmungserscheinungen ab. Zuerst Kopfweh, Erbrechen, motorische und psychische Unruhe und, als Ausdruck der Vagusreizung, *verlangsamter Puls*. Und dann der Umschlag: der Vagus, der zuerst im Reizzustand als Bremse gewirkt hat, wird gelähmt, die Hemmung fällt fort, der Puls wird schnell und unregelmäßig. Die Unruhe geht in Somnolenz und Koma über, der Verletzte läßt Stuhl und Urin unter sich, er bekommt, als Zeichen tiefer Bewußtlosigkeit, die große KUSSMAULsche oder die CHEYNE-STOKESsche Atmung. *Und wenn der Druck im Schädel weitersteigt, wenn keine Entlastung erfolgt, dann tritt in diesem Stadium der Tod ein.*

Sehr wesentlich in der Beurteilung der klinischen Bilder ist also die Feststellung, ob die Erscheinungen *zunehmen*. Und besonders wichtig ist die Beurteilung des *Pulses*. Geht er langsam in der Frequenz herunter, so ist Gefahr im Verzuge. Daß daneben eine sehr genaue und gewissenhafte Beobachtung des Allgemeinzustandes unbedingt erforderlich ist, bedarf kaum des Hinweises.

Commotio und Contusio erfordern an sich keine Therapie außer Bettruhe und Schonung. Eine Eisblase auf den Kopf wird häufig angenehm empfunden, kleine Dosen Brom oder Adalin leisten gute Dienste bei Unruhe und Aufgeregtheit. Bei sehr starken Beschwerden bringt eine intravenöse Injektion von 20 cm³ einer 50proz. *Traubenzuckerlösung* Erleichterung, es kann auch allenfalls einmal eine Lumbalpunktion in Frage kommen. Dagegen verlangt die Compressio ein sehr entschlossenes Eingreifen. Ist der Komplex des steigenden Hirndrucks festgestellt, gehen die Erscheinungen auf eine Lumbalpunktion nicht zurück, so ist die *Trepanation* angezeigt, und zwar aus der Indikation der notwendigen *Entlastung*. Für den Ort des operativen Eingehens ist die Stelle maßgebend, an welcher die Verletzung und damit der Herd der Blutung anzunehmen ist. Äußere Zeichen auf der Haut sind hier wegweisend, auch die Anamnese kann Aufschlüsse geben, natürlich auch die genaue neurologische Untersuchung mit dem Ziel der Ortsbestimmung des Zentrums. Doch erwarten uns hier manchmal Enttäuschungen. Wir machen auf und finden das erwartete Hämatom nicht. Es stellt sich heraus, bei Fortsetzung der Operation oder bei der Autopsie, daß die Ursache der Hirnstörungen auf der anderen Seite liegt. Dieser Seitenirrtum kann verschiedene Ursachen haben. So ist es möglich, daß die ursprüngliche Gewalteinwirkung die linke Kopfseite getroffen hat, daß aber beim Hinstürzen die rechte Seite stärker verletzt worden ist, so daß auch hier wider Erwarten die schwereren Folgen vorliegen. Oder es kann beim Stoß von links gegen den Schädel das Gehirn eine Beschleunigung nach der Gegenseite erfahren, nach rechts anprallen und dort Schaden nehmen. Oder schließlich, es kann vom Orte der Gewalteinwirkung eine Bruchlinie quer über die Basis laufen und auf der Gegenseite durch Gefäßzerreißung die schweren Erscheinungen verursachen. Der Gedanke des *Contrecoup*, mit dem sich die ältere Literatur viel beschäftigt hat, dürfte sich damit im wesentlichen erübrigen.

Trifft man bei Eröffnung des Schädels auf das *Hämatom*, so wird es ausgeräumt, das blutende Gefäß, das meist deutlich erkennbar ist, wird umstochen, die Wunde wird bis auf einen kleinen Docht oder ein feines Drain geschlossen. Der Patient pflegt sich nach der Entlastung sehr rasch zu erholen. Verläuft die Operation ergebnislos, und ist man doch überzeugt, daß ein raumbeengender Prozeß im Schädel vorliegen muß, so scheue man sich nicht, auf der Gegenseite auch noch aufzumachen. Aus der Seitenverwechslung wird dem Arzt kaum ein Vorwurf erwachsen. Es ist aber sehr bedrückend, nachher bei der Autopsie sehen zu müssen, wie einfach die Hilfe gewesen wäre.

Die *Schädelbasisbrüche* entstehen zum Teil auf dem angedeuteten Wege, namlich als Sprünge, die *direkt* vom Orte der Gewalteinwirkung an der Konvexität auf den Schädelgrund fortgeleitet werden. Ein anderer Teil kommt *indirekt* zustande. Durch Fall auf die Füße staucht sich die Halswirbelsäule in die Basis hinein, oder durch Fall auf das Kinn sprengt das Capitulum mandibulae die Pfanne des Kiefergelenkes an der Basis und dringt in die Schädelhöhle ein. Beide Male handelt es sich um den Mechanismus der Luxatio centralis, wie er an der Hüfte eine recht wichtige Rolle spielt. Schließlich kann die Basisfraktur durch *Berstung* zustande kommen; der in irgendeiner Achse gedrückte Schädel platzt.

Die *Symptome des Schädelgrundbruches* sind einmal die sichtbaren Entleerungen von Inhalt der Kopfhöhle, und zweitens die Folgen von Verletzung der Nerven, welche die Basis passieren und an der Bruchstelle infolge Durchtrennung oder Quetschung zu Schaden kommen. *Blut*, *Liquor cerebrospinalis* und sogar *Hirnmasse* können aus dem Bruchspalt der Basis entleert werden. Ein Teil der Frakturen geht durch die Pyramide des Felsenbeines; dann sickert Blut oder anderer Schädelinhalt aus dem *Ohr*. Auch Nase und Rachen kommen als Austrittsstellen in Frage, doch sind Blutungen hier natürlich mit Vorsicht zu bewerten. Die meisten Hämatome erscheinen unter der *Augenbindehaut*, da ein großer Teil der Basisbrüche die vordere Schädelgrube berührt. Besonders am lateralen Augenwinkel kommt, dem Verlaufe des Musc. rectus lat. folgend, die Blutung aus der Tiefe der Orbita unter der Conjunctiva zutage. Das kleine rote Fähnchen lateral von der Cornea kann fast als sicheres Zeichen einer Basisfraktur gelten.

Von den *Hirnnerven* sind es besonders der Acusticus und der Facialis, die an der Eintrittsstelle ins Felsenbein in den Bereich der Fraktur geraten und Lähmungen erleiden. Auch die Augenmuskelnerven und sogar der Opticus können in Frage kommen. Am Trigeminus kommt es nicht selten zu Reizerscheinungen in Gestalt von schmerzhaften Neuralgien.

Die *Behandlung* besteht im wesentlichen aus „nil nocere". *Ein Ohr, aus dem sich Blut oder Liquor entleert, darf nicht gespült und nicht einmal ausgetupft werden*, denn man würde nur eine Infektion nach innen verschleppen. Ein aseptischer Schutzverband genügt vollständig. Bei Störungen im Facialis- oder Trigeminusgebiet ist die Hornhaut genau zu beobachten, damit nicht eine beginnende Keratitis übersehen wird. Im übrigen ist der Patient ruhig zu halten und sorgfältig zu überwachen. Treten Druckerscheinungen auf, so muß die Trepanation erwogen werden. Mit der *Injektion von Traubenzucker* oder einer *Lumbalpunktion* läßt sich die Operation manchmal vermeiden. Unruhe, Schlaflosigkeit und Schmerzen sind durch Sedativa und Narcotica zu bekämpfen; die Brompräparate stehen hier an erster Stelle. Der Verletzte soll 3 Wochen lang das Bett hüten. Dann ist er noch bis zum Ablauf des 2. oder 3. Monats als schonungsbedürftig zu betrachten. Menschen mit überstandenen schweren Kopftraumen bleiben nicht selten abnorm widerstandsunfähig. Sie versagen bei kleinsten Konflikten, neigen zu Depressionen und Wutausbrüchen, sie sind „nervös". Besonders auffällig ist der Mangel an Resistenz gegenüber dem *Alkohol.* Auch gegen *Besonnung* sind sie nicht selten sehr wenig tolerant. Kopfverletzte sollten mindestens für 1 Jahr abstinent leben, und sich vor Aufenthalt in praller Sonne hüten, besonders ohne Kopfbedeckung. Bei Gärtnern und landwirtschaftlichen Arbeitern kann, wenigstens vorübergehend, ein Berufswechsel geraten sein.

Am *Gesichtsschädel* sind die häufigsten und wichtigsten Frakturen die der *Kiefer.* Sie kommen fast immer auf direktem Wege zustande und betreffen den Ober- wie den Unterkiefer. Das Besondere dieser Verletzungen ist, daß es durchweg *komplizierte* Frakturen sind. Die Schleimhaut ist mit dem Periost der Kiefer so fest verwoben, daß sie einreißt, sobald der Knochen bricht. Und diese Komplikation bedeutet immer eine ernste Infektionsgefahr, da die Fraktur nun in direkter Verbindung steht mit der stark von Keimen, auch wundpathogenen, besiedelten Mundhöhle.

Das *klinische Bild* ist meist eindeutig, die Dislokation an der Verschiebung der Zähne gegeneinander und an der gestörten Artikulation ohne wet eres zu erkennen. Auch die abnorme Beweglichkeit pflegt sehr augenfällig zu sein, besonders wenn ein Stück des Alveolarfortsatzes abgebrochen ist. Einfache Fissuren ohne Verschiebung können diagnostisch schwierig sein und eine Röntgenaufnahme erforderlich machen. Am Unterkiefer besteht eine typische Dislokation; von der Seite gesehen erscheint das zentrale Bruchstück durch die Kaumuskeln nach oben fixiert, das periphere durch die Öffner des Mundes nach unten. Beim Blick auf die Zahnreihe sind beide Fragmente durch den Zug der Musculi pterygoidei scherenförmig übereinandergezogen.

Die *Behandlung* hat in erster Linie die Komplikation zu berücksichtigen und die Gefahr der Infektion von der Mundhöhle aus zu bekämpfen. Fleißiges Spülen mit Wasserstoffsuperoxyd, dünnen Lösungen von Kali permangan. oder Kali chloric. ist zu empfehlen. Auch die käuflichen Mundwässer, die meist alkoholische Lösungen von Thymol oder Menthol enthalten, sind in der Mehrzahl brauchbar. Mit Rücksicht auf die Notwendigkeit der *Mundpflege* ist eine Fixation des gebrochenen Unterkiefers lediglich durch Anwickeln an den Oberkiefer nicht ratsam, sondern die Feststellung vermittels Fixation der zu beiden Seiten des Bruchspaltes stehenden Zähne gegeneinander durch feine Drahtligaturen ist anzustreben. Dabei ist die Hilfe eines geschickten *Zahnarztes* kaum zu entbehren; und sie wird unerläßlich, wenn Zähne fehlen oder beim Trauma herausgeschlagen oder auch nur gelockert sind. Dann kommen Methoden in Frage, die zum Teil sehr kompliziert und dem praktischen Arzte nicht zugänglich sind. Die operative Frakturbehandlung im Bereich der Kiefer dürfte durch die moderne zahnärztliche Technik überholt sein, und eine blutige Vereinigung der Fragmente kaum mehr zur Diskussion stehen. Wird die Frage doch einmal aufgeworfen, so handelt es sich um Aufgaben der großen Chirurgie, und der praktische Arzt wird dem Facharzt Entscheidung und Ausführung überlassen.

Die *Luxation des Unterkiefers* ist genau genommen die Übertreibung einer physiologischen Bewegung. Bei jedem Öffnen des Mundes verläßt das Capitulum mandibulae die Gelenkpfanne und begibt sich auf das Tuberculum articulare des Schläfenbeines, es subluxiert also. Geht diese Bewegung weiter — durch zu weites Öffnen des Mundes beim Gähnen, Schreien, Lachen —, so daß das Köpfchen den Höcker vollständig überschreitet, dann läßt es sich nicht ohne weiteres wieder zurückbringen, der Kiefer bleibt maximal geöffnet vorn stehen. Die Luxation ist meist doppelseitig. Bei der selteneren einseitigen Verrenkung steht der Unterkiefer stark nach der gesunden Seite verschoben. Die Diagnose der Kieferluxation ist immer völlig klar, auch beim Volk als „Maulsperre" genügend bekannt.

Die *Reposition* ist meist sehr einfach und häufig ohne Narkose mit einem Griff möglich. Der Unterkiefer wird mit beiden Händen gefaßt, und zwar so, daß die Daumen im Munde auf den hinteren Backenzähnen liegen, die übrigen Finger außen am Kieferwinkel. Nun wird der Kiefer den Weg der Luxation rückwärts geführt, es wird also zunächst die Öffnung des Mundes maximal übertrieben und dann der Kiefer durch Druck nach unten und hinten über das Tuberculum hinweggeleitet. Es empfiehlt sich, die eigenen Finger durch Einlegen eines Holzkeiles zwischen die Zähne zu schützen, besonders beim Operieren in Narkose. Eine Nachbehandlung der eingerichteten Verrenkung ist nicht nötig.

Doch ist damit zu rechnen, daß die Kieferluxation eine gewisse Neigung hat, habituell zu werden.

Die Luxation des Unterkiefers nach hinten ist eine Rarität und ohne praktische Bedeutung.

Von den übrigen Verletzungen im Bereich der *Gesichtsknochen* sind wichtig die Frakturen des *Nasenbeins* und des *Jochbogens*. Beide entstehen durch direkte Gewalt und sind häufig kompliziert entweder von der Haut oder von der Schleimhaut aus.

Die *Fraktur des Jochbogens* bedingt eine Deformierung des unteren Orbitalrandes und damit eine sehr beträchtliche Entstellung. Sie wird, da der eingedrückte Bogen von außen her nicht beeinflußbar ist, verhältnismäßig oft blutige Reposition und Fixation verlangen.

Auch die *Fraktur der knöchernen Nase* ist sehr entstellend, läßt sich aber in frischem Zustande leicht von der Nasenhöhle her beheben. Man geht mit einem Elevatorium in die Nase ein und richtet das eingedrückte Dach von innen her auf. Das gelingt in der Regel gut, und die Fragmente bleiben dann auch stehen. Will man ganz sicher gehen, so kann die Nase für ein paar Tage fest ausgestopft werden. Der Eingriff ist gleich nach der Verletzung im Chloräthyl- oder Evipanrausch sehr leicht ausführbar und sehr dankbar. Unterbleibt er, dann resultiert die sehr häßliche Sattelnase, deren Beseitigung sehr schwierige und umfangreiche Operationen verlangt.

B. Rumpf.

Die *Wirbelsäule* bricht durch Biegung oder Stauchung, seltener durch direkte Gewalt. Die *Biegungsfraktur* sehen wir bei Verschüttungen, z. B. wenn der Bergmann, der im Knien oder im Sitzen arbeitet, durch herabfallende Massen von Kohle oder Gestein begraben wird. Er liegt dann nicht selten mit dem Kopfe zwischen den Knien, ist zusammengeklappt „wie ein Taschenmesser". Oder es fährt jemand einen sehr hoch beladenen Heuwagen. Beim Einfahren in die Scheune wird er, während er sich bückt, von der Kopfschwelle erfaßt und zusammengedrückt. In beiden Fällen handelt es sich um einen reinen Biegungsbruch; die Wirbelsäule wird überbogen, ein Wirbelkörper bricht in der sich schließenden Zange seiner beiden Nachbarn, es entsteht eine reine *Kompressionsform* im Scheitel der Biegung, der gebrochene Wirbel wird *keilförmig* deformiert mit der Schneide nach vorn, während in der Aufnahme von vorn nach hinten manchmal kaum etwas zu sehen ist.

Der *Stauchungsbruch* entsteht durch Sturz auf den Kopf, etwa beim Kopfsprung in zu flaches Wasser oder beim Fall auf Füße oder Gesäß. Wir sahen Wirbelbrüche beim Absturz des Förderkorbes neben Frakturen des Fersenbeines, des Schienbeinkopfes oder sogar einmal der Schädelbasis. Alle diese Brüche zeigen ausgesprochene Kompressionsformen.

Schließlich bricht ein Wirbel auch durch *direkte Gewalt*. Ein Baumstamm fällt ins Kreuz oder ein Stein und zerschlägt einen Wirbel an der Stelle der Einwirkung, ein Mensch rutscht auf einer Treppe aus, fällt rücklings hin und schlägt mit dem Kreuz auf die scharfe Kante einer Stufe.

Wir sprechen zunächst nur von den *Frakturen des Wirbelkörpers*; die Verletzungen des Bogens und der Fortsätze stehen in zweiter Linie.

Die *Diagnose* ist in ausgesprochenen Fällen leicht. Die Kompressionsform bedingt eine Gestaltsveränderung der Wirbelsäule; an der Bruchstelle springt ein Dorn scharf vor, und zwar derjenige, welcher zu dem Wirbel oberhalb des gebrochenen gehört. An der Stelle dieses Buckels besteht Druckempfindlichkeit und Stauchungsschmerz; auch bei leichtem Beklopfen des Schädels tut die Bruchstelle weh. Der Verletzte kann sich schlecht bewegen, nur mühsam im Bett umdrehen, er stellt die Wirbelsäule im ganzen ruhig mit einer starren Fixation der Bruchstelle und ihrer Umgebung. Unentbehrlich ist das *Röntgenbild*, und zwar grundsätzlich die *Aufnahme in zwei Ebenen*. Es ist immer wieder überraschend, wie oft der eine Film geringfügige oder gar keine Veränderungen zeigt, und die Aufnahme in der anderen Ebene einen ganz schweren Befund.

Beherrschend im Krankheitsbild ist das Verhalten des *Rückenmarkes*, das in nächster Nähe des Bruchgebietes liegt und der Gefahr einer Mitverletzung in hohem Grade ausgesetzt ist. Die Verschiebung der Fragmente zum Wirbelkanal hin oder auch die Anspannung des Rückenmarkes durch den Knick der Gibbusbildung können eine Schädigung der weichen Substanz durch Quetschung oder durch Zug bewirken. Die so entstandene Läsion der Medulla ist wohl meist irreparabel. Die Vorstellung, daß etwa ein Bruchstück das Rückenmark drückt und auf diese Weise leitungsunfähig macht, und daß man durch Beseitigung dieser Kompression den Schaden beheben und die Lähmung heilen kann, ist wohl leider in den allermeisten Fällen unzutreffend. Es gibt aber erfahrungsgemäß Lähmungen, die zurückgehen. Diese sind in der Regel bedingt durch den Bluterguß in den Wirbelkanal und wohl mehr noch durch ein Ödem der Rückenmarkshäute. Ist dieser Erguß aufgesogen, dann wird die Leitung wieder frei, und die Lähmungen verschwinden allmählich spontan. *Es gibt ein völliges Verschwinden kompletter Paraplegien, und zwar ohne Laminektomie.*

So wenig wir an der Bruchstelle selbst und am Verletzungsort des Rückenmarkes therapeutisch erreichen können, so wichtig ist die *symptomatische Behandlung* und die allgemeine *Körperpflege*. Jeder Lähmungsfall muß zunächst so behandelt werden, als ob eine Heilung zu erwarten wäre. Die Haut wird sorgfältig gepflegt besonders an den Stellen, die in bezug auf Decubitus gefährdet sind, also vor allem über dem Kreuzbein. Die Muskulatur der gelähmten Partien wird massiert und vorsichtig faradisiert. Schlaf und Appetit werden überwacht, wobei das richtige Haushalten mit den *Narcoticis* recht schwierig sein kann; Schlaflosigkeit und Schmerzen können sehr quälend sein; und in manchen Fällen sind binnen kurzer Zeit phantastische Dosen von Morphium erreicht.

Große Schwierigkeiten macht ferner die *Stuhlentleerung* bei gelähmtem Darm. Manchmal ist nur mit manueller Ausräumung zum Ziel zu kommen. Das ab und zu notwendige Abführen kann bei der Inkontinenz des Schließmuskels und bei der fehlenden Kontrolle durch den Patienten selbst, der über den Füllungszustand seines Darmes nicht orientiert ist und keinen Stuhldrang verspürt, die Krankenpflege vor Aufgaben stellen, die nur im Krankenhaus und mit sehr viel Personal zu lösen sind.

Ganz besondere Sorgfalt erfordern die *gelähmten Harnwege*. Es besteht in allen Fällen zunächst eine komplette Rententio urinae, die bei ungenügender Sorgfalt automatisch in die Ischuria paradoxa übergeht; die volle Blase läuft über, ohne sich zu entleeren. Es ist deshalb ohne *Dauerkatheter* nicht auszukommen. Es wird ein weicher Gummikatheter eingelegt und zuverlässig befestigt. Sobald er sich verstopft oder durch Inkrustation zu eng wird, muß er gewechselt werden. Am besten wird gleich von vornherein einmal am Tage eine Blasenspülung vorgenommen. Die Cystitis läßt sich dadurch wenigstens aufhalten. Borlösung, Kaliumpermanganat, Argentum nitricum und Kamillentee werden abwechselnd genommen. Innerlich wird Urotropin, Salol, Bärentraubenblättertee gegeben. In den meisten Fällen stellt sich ein gewisser Automatismus der gelähmten Blase ein, sie entleert sich in Abständen selbst, oder der Kranke kann durch manuelles Auspressen eine Entleerung bewirken. Jedenfalls kann gewöhnlich nach Wochen oder Monaten der Dauerkatheter fortbleiben. Es soll daher von Zeit zu Zeit ein solcher Versuch unternommen werden. Mißlingt er, so wird eben der Katheter wieder eingelegt.

Die *Pflege* eines Paraplegikers stellt sehr hohe Anforderungen an seine Umgebung. Die Haut muß sorgfältig behütet werden; sie ist ja nicht nur anästhetisch, sondern auch trophisch schwer beeinträchtigt und dadurch besonders leicht verletzlich. Waschungen mit Alkohol, Franzbranntwein, Essigwasser, Zitronensaft sind nützlich. Die *Lagerung* ist peinlich zu überwachen, Falten im Bettuch sind besonders gefährlich. Es gilt nicht nur, den Patienten immer wieder zu trösten und aufzurichten, sondern auch mit den seelischen und körperlichen Kräften der Angehörigen vorsichtig und schonend umzugehen. *Eine solche Behandlung stellt sowohl an das Können, wie auch besonders an die ethischen Qualitäten des Arztes die allerhöchsten Anforderungen.*

Ist, wenn auch langsam, eine Besserung des Lähmungszustandes erkennbar, so wird man seine therapeutischen Anordnungen mit sehr viel mehr Freudigkeit geben. Bleiben die Lähmungen bestehen, dann ist es sehr schwer, eine Prognose in bezug auf den zeitlichen Ablauf zu stellen. Die Mehrzahl der Patienten geht bald an der Infektion der Harnwege, an einer Pneumonie oder einer Decubitusphlegmone ein. Eine kleine Gruppe aber übersteht diese Zeit und kann dann noch jahrelang ein beklagenswertes Dasein im Bett oder im Rollstuhl führen. Zur Beseitigung heftiger Schmerzen in den Beinen ist die *Durchschneidung des Vorderseitenstranges* in Erwägung zu ziehen. Da ein Ausfall motorischer Funktion durch den Eingriff bei den sowieso bestehenden Lähmungen ohne Bedeutung ist, wird man sich zu dem Eingriff leicht entschließen. Die von WILMS vorgeschlagene Amputation beider Beine wird wohl nur in sehr seltenen Fällen in Frage kommen.

Liegen *keine* Störungen von seiten des Rückenmarkes vor, so wird die Behandlung wesentlich einfacher, die Prognose erheblich besser. Der Arzt muß sich vor allen Dingen von der Vorstellung freimachen, daß durch eine nachträgliche Verschiebung der Bruchstücke noch sekundär Lähmungen auftreten können. Ein derartiger Zufall ist nicht zu befürchten. Die Wirbelfraktur ist so fest eingekeilt, daß eine Lösung und Mobilisierung der Fragmente nur durch eine unvorsichtige Bewegung nicht anzunehmen ist. Der Patient darf deshalb ruhig abtransportiert, es darf auch sofort die notwendige Röntgenaufnahme in zwei Ebenen vorgenommen werden. Ist die Fraktur sichergestellt, so ergibt sich ein ganz fester Heilplan, von dem nicht ohne besonderen Grund abgewichen werden soll. Der Patient hält 4 Wochen feste Bettruhe bei flacher Rückenlage auf harter Matratze, ohne Gipsbett, ohne Glissonsche Schwinge oder sonstige Extensionsvorrichtungen. Er wird in dieser Zeit bereits regelmäßig in Seitenlage gebracht, die Rückenmuskulatur wird massiert, die Haut gepflegt. In der 5. und 6. Woche darf er sich im Bett aufsetzen und mit Beginn der 7. Woche das Bett verlassen. Ein Korsett wird nicht verordnet, es ist nicht nur überflüssig, sondern schädlich. Nach 6 Wochen ist ein Wirbelbruch so fest verheilt, daß man die Wirbelsäule ohne Bedenken belasten kann. Für die erste Zeit sind Teufelsche Gehbänkchen oder Stöcke notwendig, die aber meist sehr schnell fortgelassen werden. Die ganze Behandlung dauert ungefähr 4 Monate, nach dieser Frist kann der Verletzte mit etwa 50% Gewöhnungsrente an die Arbeit gehen. Der Gibbus bleibt also von der Behandlung unbeeinflußt. Die Einkeilung der Fraktur wird als wichtiger Heilfaktor angesehen und nicht beseitigt. Für die Buckelbildung geringen und mittleren Grades ist dieser Grundsatz sicher richtig, die automatische Aufrichtung der Wirbelsäule durch kompensatorische Gegenkrümmung in benachbarten Abschnitten macht keinerlei Schwierigkeiten. Für die schweren Gibbusformen ist abzuwarten, ob die Reposition des Wirbelbruches mit nachfolgender Fixationsbehandlung eine Verbesserung der Resultate ergibt. Die Methode ist immer wieder geübt und verlassen worden und wird neuerdings stark empfohlen. Auch Lähmungen sollen durch diese Therapie gebessert und geheilt worden sein. Sollten sich diese Ergebnisse bestätigen, so wird man sich mit der Methode in einigen wenigen ausgewählten Fällen zu beschäftigen haben.

Die *Brüche der Fortsätze* sind fast ausnahmslos indirekte *Frakturen durch Muskelzug*. Und zwar reißen die Querfortsätze ab bei übermäßiger Anspannung des Quadratus lumborum, des Psoas oder der langen Rückenmuskulatur, die Dornen werden von den Rhomboidei abgerissen oder vom Trapecius. Bei den Dornfortsätzen sieht man auch ab und zu eine direkte Fraktur. Die Diagnose ist nur durch das Röntgenbild zu stellen. Am ersten Lendenwirbel kann eine *Lendenrippe* Anlaß zu Fehldeutung geben. Auch Darmschatten oder die Projektion einer verkalkten Mesenterialdrüse können irreführen. Die *Behandlung* ist sehr einfach, eine Bettruhe von 2—4 Wochen genügt vollkommen. Es wird schon nach wenigen Tagen mit Medicomechanik begonnen. Ein operatives Eingehen zur Befestigung oder Exstirpation der Fragmente ist nie nötig, die Verordnung eines Stützapparates erst recht nicht. Nach etwa 8 Wochen ist die Arbeitsfähigkeit wiederhergestellt. Eine bleibende Minderung der Erwerbsfähigkeit ist nicht zu erwarten.

Die *Luxationen der Wirbelsäule* betreffen, soweit es sich um reine Verrenkungen ohne begleitenden Bruch der knöchernen Substanz handelt, in der überwiegenden Mehrzahl der Fälle den *Halsteil*; die übrigen Abschnitte sind nur ausnahmsweise befallen. Es werden einseitige Verrenkungen eines Zwischenwirbelgelenkes unterschieden von der totalen Luxation eines Wirbels gegen den andern, wobei nicht nur die Gelenkverbindung auf beiden Seiten, sondern auch die Zwischenwirbelscheibe verletzt ist. Hier liegen die Übergänge zu den schweren Luxationsfrakturen mit häufig grotesken Verschiebungen. Der *Mechanismus* ist im wesentlichen die Überbeugung oder Überstreckung, daneben aber auch eine *Rotationskomponente*, besonders bei der einseitigen Luxation. Die *Diagnose* ist häufig aus der Kopfhaltung leicht zu stellen. Ein Röntgenbild in zwei Ebenen ist nicht zu entbehren. Überraschend ist mitunter der schwere Knochenbefund gegenüber leichten oder gar fehlenden Lähmungen. Das Röntgenbild gibt keinen Anhaltspunkt für die Mitbeteiligung des Rückenmarkes. Sofern die Fälle frisch zu uns kommen, soll die *Reposition* versucht werden. Der Eingriff ist zweifellos gefährlich und wird dem praktischen Arzt nicht zugemutet werden können. Sind die Fälle veraltet, oder ist die Einrenkung nicht gelungen, dann wird die Luxation wie eine Fraktur, also funktionell behandelt.

Brustkorb. Die *Fraktur des Sternums* wird als Nebenverletzung beobachtet bei Brüchen der Brustwirbelsäule, sehr selten als selbständige Verletzung. Die Stufe im Brustbein ist meist sehr deutlich, die Bruchstücke können um die ganze Dicke des Knochens verschoben sein. Eine Behandlung ist nicht aussichtsreich und auch nicht notwendig.

Die *Rippenfraktur* ist eine sehr häufige Verletzung. Sie kommt zustande durch Kompression des Thorax in irgendeiner Richtung. Dann brechen die Rippen auf dem Scheitel der Biegung, also beim Druck von vorn nach hinten in der Axillarlinie, entweder einzeln oder in einer ganzen Reihe. Es gibt auch direkte Brüche, der Brustkorb wird an umschriebener Stelle am Orte der Gewalteinwirkung eingedrückt.

Die *Diagnose* ist sehr oft nicht mit Sicherheit zu stellen, auch nicht mit Hilfe des Röntgenbildes. Das Hauptsymptom ist der sehr heftige Schmerz, der sowohl spontan wie auch besonders bei der Betastung und beim Versuch tiefer Einatmung vorhanden ist. Mitunter läßt sich Dislokation und auch Krepitation nachweisen. Manchmal wird die Diagnose erst durch das Erscheinen des *Callus* an der Bruchstelle ermöglicht. Wichtig ist die reflektorische Ruhigstellung der verletzten Thoraxseite bei der Atmung. Die Nebenverletzungen der Brustorgane können die Diagnose wesentlich klären. Ist die Pleura angespießt — und das ist in der Regel der Fall und ist wohl auch die Ursache für die heftigen Schmerzen —, dann kann *Erguß* im Brustfellraum auftreten. Ist die Lunge verletzt, dann wirft der Kranke *blutiges Sputum* aus, und es kommt zum *Emphysem der Haut* um die Bruchstelle, das an dem charakteristischen Knistern ja immer zu erkennen ist. Luft im Brustraum kann durch Ausbildung eines Ventilverschlusses zu dem Bilde eines *Spannungspneumothorax* und damit zu einer bedrohlichen Komplikation führen.

Die *Behandlung* besteht vor allen Dingen in der Bekämpfung der häufig unerträglichen Schmerzen. Mehrmals am Tage große Dosen Morphium sind anfangs unvermeidlich und können auch unbedenklich gegeben werden, da die Schmerzen immer nach wenigen Tagen nachlassen, ebenso wie auch der reflektorische Stillstand der einen Brustseite und damit die Hemmung in der Atmung stets sehr bald zurückgeht. Ein sehr großer Bluterguß in die Pleurahöhle kann einmal zur *Punktion* zwingen. Doch empfiehlt es sich, damit einige Tage zu warten, weil sonst der Hämatothorax sich schnell wieder auffüllt. Bildet sich ein Spannungspneumothorax aus, so ist die unter Überdruck stehende Luft im Brustraum leicht durch Einstechen einer Kanüle zu beseitigen.

Ein Versuch, den *Thorax zu fixieren*, wird immer auf Schwierigkeiten stoßen. Das Aufkleben von Pflasterstreifen auf die Haut wird infolge der Elastizität und Verschieblichkeit der Weichteile keine wirksame Ruhigstellung des knöchernen Thorax bewirken können, es sei denn, daß man ringförmig die Streifen um den ganzen Brustkorb legt und so die ganze costale Atmung ausschaltet. Und dazu wird man sich ja kaum entschließen. Immerhin wird ein *dachziegelförmig angelegter Pflasterverband* auf der verletzten Seite häufig als angenehm empfunden. Und wenn auch von dieser Maßnahme eine wirksame Fixierung und damit eine wirkliche Behandlung kaum zu erwarten ist, so schadet der Verband andererseits nichts, es ist also nichts dagegen einzuwenden. Im übrigen wird die nötige Ruhigstellung zunächst durch die reflektorische Sperre besorgt. Und daß die bald wieder einsetzenden Atembewegungen die Knochenheilung nicht beeinträchtigen, zeigt die Tatsache, daß Rippenfrakturen so gut wie nie zu Pseudarthrosen führen.

Die Luxationen der Rippen sind Raritäten, die praktisch keine Rolle spielen.

C. Gliedmaßen.

Obere Extremität. Die Knochenverletzungen des *Schultergürtels* bestehen in Frakturen und Luxationen der Clavicula und der Scapula. Das Schlüsselbein bricht beim seitlichen Fall auf die Schulter oder häufiger auf die ausgestreckte Hand, und zwar im Sinne der Biegungsfraktur. Arm und Clavicula bilden bei dieser Haltung ein gerades System, und als dessen schwächster Teil, der dazu noch S-förmig gebogen ist, bricht mit Vorliebe das *Schlüsselbein*, und zwar meist in der Mitte oder etwas lateral. Die Fraktur ist sehr häufig besonders bei Kindern, die beim Spielen auf die vorgestreckte Hand fallen, oder aus dem Wagen oder aus dem Bett stürzen. Beim Erwachsenen ist es eine typische *Sportverletzung*, die besonders beim Reiten häufig vorkommt. Die meisten Rennreiter haben einmal beim Sturz vom Pferde eine Clavicularfraktur erlebt. Bei Kindern oder Jugendlichen ist der Bruch nicht selten unvollständig, das Schlüsselbein ist nur angeknickt im Sinne der

Grünholzfraktur. Und in dieser Form wird die Verletzung mitunter übersehen und erst an der umschriebenen Verdickung des Knochens durch den Callus erkannt.

Die *Diagnose* ist meist leicht, der Knochen liegt ja dicht unter der Haut und läßt sich bequem abtasten, die Verschiebung der Bruchstücke ist oft von weitem sichtbar. Die *Dislokation* ist durchaus typisch, indem bei vollständiger Fraktur das mediale Bruchstück durch die claviculare Portion des Musculus sternocleidomastoideus nach oben gezogen wird, während das laterale mitsamt der Schulter durch die Schwere der ganzen Extremität nach unten sinkt. Gleichzeitig wirkt der Tonus des M. pectoralis major im Sinne der Adduktion und Innenrotation der Schulter, sobald diese nicht mehr durch den Pfeiler des Schlüsselbeines gegen den Thorax abgestützt ist. So kommt es, daß die Fragmente ad axin und ad longitudinem disloziert zu sein pflegen; sie *reiten* aufeinander. Nebenverletzungen sind trotz der gefährlichen Nachbarschaft selten. Immerhin empfiehlt es sich, den Puls am Arm zu kontrollieren, auf ein großes und etwa schnell wachsendes Hämatom zu achten und die Funktion der drei großen Nervenstämme des Plexus brachialis wenigstens oberflächlich zu prüfen. Die Möglichkeit der Komplikation besteht, und zwar mehr infolge nachträglichen Durchspießens der Fragmente als primär durch das Trauma.

Die *Behandlung* ist im wesentlichen *rein funktionell*. Der Arm wird für einige Tage in eine Mitella gelegt, die der Verletzte sehr bald von selber fortläßt. Der Arm wird von vornherein ausgiebig bewegt und massiert. In den ersten Tagen krepitieren die Bruchstücke gegeneinander, es wächst aber sehr schnell so viel Callus, daß die Verschieblichkeit aufhört. Auch die zuerst recht heftigen Schmerzen klingen sehr rasch ab, die meisten Verletzten können am Schluß der ersten Woche schon ziemlich umfangreiche Bewegungen machen. Auch die Dislokation gleicht sich unter funktioneller Behandlung ziemlich weitgehend aus. Der Callus pflegt *im Übermaß* entwickelt zu werden, die Anschwellung an der Bruchstelle beunruhigt manchmal den Verletzten. Die Entstellung bleibt jedoch nicht bestehen, die Auftreibung verschwindet stets wieder, die Bruchstelle ist nach Jahresfrist sehr oft kaum noch zu erkennen.

In wenigen Fällen erfordert eine starke Dislokation eine eingreifendere Therapie, oder es droht eine Durchspießung, oder es besteht vielleicht ein erhöhtes Interesse am kosmetischen Resultat. Dann empfiehlt es sich, den Arm in der Richtung des medialen Bruchstückes und entgegen der Dislokation in *Extension* zu legen, also nach oben und hinten. Der Zug kann mit Heftpflaster oder mit dem Draht durch das Olecranon bewirkt werden. *Ganz zu verwerfen sind die Adduktionsverbände*. Leider werden sie unter den Namen DESAULT, VELPEAU und SAYRE noch immer in den Lehrbüchern geführt und wohl auch noch angewendet. Sie sind deshalb falsch, weil sie die Schulter in Adduktion ruhigstellen und damit eine ernste Gefahr der Versteifung in dieser Stellung bedeuten. Und die bezweckte Reposition erreichen sie dabei nicht einmal. Sie kommen nur als *Transportverbände* in Frage, für die Frakturbehandlung sind sie ungeeignet. Der Arzt muß sich darüber klar sein, daß die „Nachbehandlung“ einer solchen Therapie nur bedeutet, daß man versucht, den durch die eigene Maßnahme zugefügten Schaden wieder gutzumachen.

Die *Frakturen des Schulterblattes* entstehen durch direkte Gewalt, der platte Knochen springt unter einem heftigen Schlag oder Stoß in Stücke. Die einzelnen Fragmente werden durch die Muskelmassen zusammengehalten, lassen sich aber unter lauter Krepitation gegeneinander verschieben. Die Diagnose ist bei schwerer Zertrümmerung leicht; besteht nur ein einfacher Sprung, so ist die Erkennung nur auf der Röntgenaufnahme möglich, und kann auch da Schwierigkeiten machen.

Eine Sonderstellung beansprucht die Fraktur im *Collum scapulae*, der Abbruch des Schultergelenkes vom Blatt. Bei flüchtiger Betrachtung kann eine Verwechslung mit der Luxatio humeri vorkommen. Doch sichert die sorgfältige Abtastung des Gelenkes, die passive Prüfung seiner Funktion, die abnorme Beweglichkeit mit Krepitation gegenüber der federnden Fixation die Diagnose. Die Frakturen im Bereich des Oberarmes dicht unter der Schulter können ebenfalls in Konkurrenz treten, besonders wenn die äußeren Formen durch einen starken Bluterguß sehr verändert sind. Doch wird sich bei aufmerksamer und zielbewußter Untersuchung die richtige Diagnose wohl stellen lassen. Man muß nur an die verschiedenen Möglichkeiten denken. Im übrigen wird bei allen diesen Verletzungen die Röntgenaufnahme nicht zu entbehren sein. Die Behandlung muß, da ein Herabsinken der Schulter infolge des Abbruches eine Entstellung und eine Beeinträchtigung bedeutet, eine *Reposition* erstreben und ein Anheilen in anatomisch korrigierter Stellung. Der *Extensionsverband in Abduktion* mit Pflaster oder mit dem Draht durch das Olecranon bei Bettruhe wird dies Ziel am zuverlässigsten erreichen. Die portativen Schienenverbände bewirken die Abduktion ebenfalls, sie lassen sich auch mit Extension verbinden. In der allgemeinen Praxis dürften sie sich kaum einbürgern. In der *Nachbehandlung* ist immer daran zu denken, daß die Gefahr für die Schulter die Adduktion ist, die Bewegungsübungen sind dementsprechend einzustellen.

Luxationen im Bereich des *Schultergürtels* betreffen drei Gelenke, und zwar außer dem Schultergelenk selbst die beiden Verbindungen des Schlüsselbeines mit dem Sternum einerseits, der Scapula andererseits.

Die *Clavicula* kann *gegen das Sternum* nach vorn, nach oben und nach hinten luxieren, die *Scapula gegen das Schlüsselbein* nach oben und nach unten. Alle diese Verrenkungen haben das Gemeinsame, daß sie nur nach sehr umfangreicher Zerstörung des sehr straffen und starken Gelenkapparates zustande kommen, und daß sie infolge der Lage der knöchernen Elemente dicht unter der Haut sehr leicht zu erkennen sind. Ferner lassen sie sich alle sehr leicht reponieren, aber wegen der umfangreichen Zerreißung des Gelenkapparates nur schwer oder meist überhaupt nicht in der reponierten Stellung festhalten. Eine Behandlung mit Verbänden ist aussichtslos. Entweder wird man auf die anatomische Korrektur verzichten und lediglich die *Wiederherstellung der Funktion* anstreben; und dies Verfahren wird in der überwiegenden Mehrzahl der Fälle indiziert sein und zu einem ausreichenden Resultat führen. Oder aber wo etwa aus kosmetischen Gründen eine gute anatomische Stellung erwünscht erscheint, da kommt die *blutige Behandlung* in Frage, die Fixation der reponierten Gelenkkörper durch Drahtnaht oder perkutane Nagelung.

Die *Luxation im Schultergelenk* ist die häufigste und weitaus die wichtigste Verrenkung. Sie darf unter gar keinen Umständen leicht genommen werden. Die Reposition ist nur scheinbar eine Restitutio ad integrum. Wer Gelegenheit gehabt hat, frisch luxierte Gelenke autoptisch zu betrachten, ist immer wieder erschrocken über die gewaltigen Zerstörungen des Gelenkapparates, von denen die Röntgenaufnahme nur ein sehr unvollkommenes Bild gibt. Und so sind auch die Endergebnisse durchaus nicht gut. Untersucht man große Reihen luxierter und einwandfrei reponierter Schultergelenke nach, so ist nur bei einer Minderzahl von einem idealen Resultat die Rede.

Noch schlimmer ist der Ausgang, wenn die *Verrenkung übersehen*, die krankhafte Gelenkstellung nicht alsbald beseitigt worden ist. Der Zustand der „veralteten Luxation" ist schon nach wenigen Tagen erreicht, der Kopf läßt sich unblutig nicht mehr in die Pfanne einstellen, und es bleibt nur die Möglichkeit, sich wohl oder übel mit der Fehlstellung des Gelenkes abzufinden, oder den Versuch einer operativen Reposition auf blutigem Wege zu machen. In beiden Fällen wird das funktionelle Resultat höchst unbefriedigend sein.

Auf *drei* Wegen kann der Humeruskopf die Pfanne verlassen: nach *hinten*, nach *unten* und nach *vorn*. Oben springt das Akromion weit vor, und hier ist eine Luxation erst möglich, wenn der knöcherne Widerstand gebrochen ist. Die Verrenkungen nach hinten und unten sind selten, die nach vorn ist sehr häufig, ist *die* typische Schulterluxation. Alle drei können durch direkte Gewalt entstehen; der Kopf wird aus der Pfanne herausgeschlagen. Oder aber die Ausrenkung erfolgt durch Hebelübertragung; der Arm stemmt sich irgendwo gegen die Umgebung der Pfanne an — etwa gegen das Akromion —, der Berührungspunkt wird zum Hypomochlion, und die weitergehende Bewegung drängt den Kopf heraus.

Die *Luxatio posterior*, auch retroglenoidalis oder infraspinata, ist klinisch leicht zu erkennen. Die Pfanne ist leer, und hinten steht der Kopf deutlich tastbar auf der Scapula. Die sicher vorhandene federnde Fixation wird an der Diagnose keinen Zweifel lassen. Die Reposition gelingt durch Zug in Abduktion oder nach vorn, während die andere Hand den Kopf selbst zu dirigieren versucht.

Die *Luxatio inferior* oder infraglenoidalis ist etwas häufiger. Sie entsteht durch übermäßige seitliche Elevation des Armes, etwa beim ungeschickten Ansprung an Reck oder Querbaum. Der Humerus stößt gegen das Akromion an, die Kapsel wird unten gespannt, reißt ein und läßt den Kopf hier über den unteren Pfannenrand austreten. Die Verschiebung des Armes nach unten um die ganze Höhe des Gelenkes bewirkt, daß beim Versuch, den Arm zu senken, die Weichteile auf der Oberseite zu kurz sind. Sie spannen sich an und verhindern die Senkung des Armes, der Kopf verklemmt sich unter der Pfanne. So kann der Arm nicht unter die Horizontale gebracht werden, oder er bleibt sogar hocherhoben stehen. Die Verrenkung führt deshalb den Namen der „*L. erecta*". Die Diagnose macht keinerlei Schwierigkeiten, das Bild eines solchen Verletzten, der mit hocherhobenem Arm und allen Zeichen der Angst und der heftigsten Schmerzen zum Arzt kommt, ist sehr eindrucksvoll. Bei der Reposition muß der Kopf den Weg gehen, den er bei der Luxation genommen hat. Zug an dem seitlich extrem elevierten Arm wird denselben Hebelmechanismus auslösen, direkter Druck auf den Kopf von der Achselhöhle her die Einrenkung unterstützen.

Die *Luxatio anterior*, auch praeglenoidalis oder subcoracoidea, entsteht dann, wenn auf den nach hinten erhobenen Arm eine nach vorn gerichtete Gewalt einwirkt, also im allgemeinen durch Fall nach rückwärts auf die nach hinten und seitlich ausgestreckte Hand. Der Humerus stemmt sich am Hinterrande des Akromion an, der Kopf wird vorn scharf gegen die Kapsel gedrängt, sprengt sie hier und tritt nach vorn

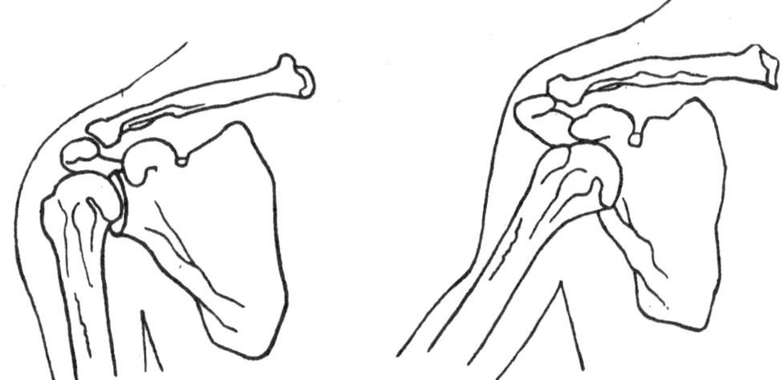

Abb. 21. Schultergelenk, normal und nach vorn luxiert (L. subcoracoidea).

aus der Pfanne. Dort gerät er *unter den Rabenschnabel* und wird durch den Zug der starken Schulteroberarmmuskulatur fest fixiert.

Das *klinische Bild* ist aus dieser anatomischen Situation leicht abzuleiten. Von vorn gesehen, und manchmal noch auffälliger bei der Aufsicht von hinten, ist die Wölbung der Schulter verlorengegangen, sie ist abgeflacht, rechtwinklig konturiert. Das Akromion springt scharf vor, und dann fällt der Umriß des Armes steil ab. Dadurch, daß der Rabenschnabel anatomisch tiefer steht als das Akromion, ist der Schulterkopf durch die Luxation nach unten verschoben, der Oberarm erscheint dadurch verlängert, der Ellenbogen steht tiefer als auf der gesunden Seite. Durch diese Verschiebung des ganzen Armes nach unten ist der M. deltoideus angespannt und zieht den Arm in Abduktion. Der zunächst senkrecht verlaufende Umriß biegt am Ansatz des Deltamuskels mit ziemlich scharfem Knick nach lateral ab. Die Achse des Armes zeigt nicht wie normal auf die Schulterhöhe, sondern auf den Rabenschnabel (Abb. 21). Bei der Palpation fällt zunächst die *federnde Fixation* im Schultergelenk auf, die sehr deutlich zu sein pflegt. Das Akromion läßt sich bequem umgreifen, unterhalb fühlt man statt des Kopfes den Hohlraum der leeren Pfanne, über welchen die straff gespannten

Bündel des Deltamuskels hinwegziehen. Verfolgt man tastend den Humerusschaft von unten her, so stößt man auf den Kopf, der manchmal wegen der starken Muskelmassen nicht leicht abzugrenzen ist, zwischen Schlüsselbein und Thorax in der Vorderwand der Achselhöhle, von der aus er am bequemsten zu palpieren ist. Passive Rotation mit dem Gefühl des Rollens der Tubercula unter dem Finger kann das Auffinden sehr erleichtern.

Differentialdiagnostische Erwägungen sind eigentlich kaum notwendig, wenn man aufmerksam untersucht hat, und wenn nicht Nebenverletzungen vorliegen, Abbrüche von Kopf oder Pfanne, die nur durch eine Röntgenaufnahme sicherzustellen sind, oder sehr grobe Zerstörungen der Kapsel und der sonstigen Weichteilbedeckung des Gelenkes. Eine einfache Fraktur am Collum humeri oder am Schulterblatthals darf keinesfalls mit einer Luxation verwechselt werden.

Bei der *Reposition* soll der Kopf den Weg zurückgehen, den er bei der Luxation genommen hat. Er soll also bei horizontal und etwas nach hinten erhobenem Arm über den vorderen Rand wieder in die Pfanne eintreten, nachdem er den vorn gelegenen Kapselschlitz passiert hat. Der Patient wird also in Rückenlage gebracht und hier zur völligen Entspannung der Muskulatur tief narkotisiert. Die intravenöse Epivaninjektion dürfte die brauchbarste Methode sein. Dann wird als Widerhalt ein Handtuch um den Thorax gelegt und von der Gegenseite her durch einen Assistenten festgehalten. Nun wird der luxierte Arm behutsam in Abduktion gebracht und unter langsam anschwellendem Zug in dieser Richtung und etwas nach hinten extendiert, wobei eine freie Hand durch direkten Druck auf den Schulterkopf zu wirken sucht. Gelingt die Reposition nicht sofort, dann wird Haltung des Armes und Richtung des Zuges geändert, der Arm wird etwas nach innen oder außen rotiert, etwas mehr gehoben oder gesenkt, etwas mehr nach vorn oder hinten gezogen. Auf diese Weise wird sich einmal die Situation einstellen, in welcher der Kopf die Pfanne verlassen hat, und dann wird die Einrenkung ohne großen Kräfteaufwand glücken. Die Reposition erfolgt sogar nicht selten in einem Augenblick der Entspannung, oft ganz überraschend. Auf keinen Fall darf versucht werden, die Reposition durch Steigerung der groben Kraft zu erzwingen. Je mehr Übung der Arzt im Einrenken von Luxationen hat, mit desto weniger Anstrengung wird es ihm gelingen. Fehlt die Assistenz, dann kann der Körper des Patienten mit seinem Eigengewicht als Gegenzug benutzt werden. Der Patient wird auf die Erde gelegt und dort narkotisiert. Und dann wird am luxierten Arm deckenwärts gezogen. In dieser Situation läßt sich jeder Grad von Abduktion und Elevation herstellen, der Arm läßt sich beliebig rotieren. Und auch hier ist das Wechseln der Haltung, das Probieren verschiedener Stellungen sehr oft der Schlüssel zum Erfolg.

Das Verfahren wird stets zum Ziele führen, vorausgesetzt, daß die Luxation *frisch*, d. h. nicht über 24 Stunden alt ist, daß der Patient tief genug schläft, und daß keine Nebenverletzungen vorliegen: Abbrüche vom Pfannenrand, Fraktur des Tuberculum majus oder des

Kopfes selbst. Besonders der quere Abbruch des luxierten Kopfes im chirurgischen Halse ist eine sehr ernste Verletzung, die gewöhnlich der operativen Behandlung bedarf.

Von den historisch interessanten Methoden sind zu nennen die von COOPER: der Arzt sitzt neben dem liegenden Patienten auf dem Boden, er stemmt den eigenen Fuß in dessen Achselhöhle und extendiert den luxierten Arm am eigenen Bein entlang, während der Fuß in der Achselhöhle als Hypomochlion dient. Oder die von KOCHER: der luxierte Arm wird erst mit gebeugtem Ellenbogen an den Körper gedrückt, dann außenrotiert, nach vorn eleviert und zum Schluß innenrotiert.

Für die *Nachbehandlung* gilt wiederum der Grundsatz, daß die *Hauptgefahr* für die Schulter die *Adduktion* ist, und daß dementsprechend jede Fixation in dieser Stellung, also durch Anwickeln des Armes an den Körper vermittels einer der typischen Verbände, nicht richtig ist. Ein Teil der schlechten Resultate nach einfachen und glatt reponierten Schulterluxationen fällt der zu lange und zu streng durchgeführten Immobilisierung zur Last. In den allermeisten Fällen genügt ein Armtragetuch für höchstens 5—7 Tage; und auch diese leichte Fixation soll schon vom dritten Tage an durch regelmäßige funktionelle Behandlung unterbrochen werden. Neben der Massage sind vorsichtige aktive und passive Übungen vorzunehmen, wobei die Abduktion besonders zu pflegen ist. Der Patient kann sie selber sehr einfach in der Weise üben, daß er die Hand des verletzten Armes auflegt, etwa auf eine Stuhllehne, und dann Kniebeugen macht. Später wird mit Stabübungen nachgeholfen, wobei der kranke Arm vom gesunden mitgenommen wird.

Die *Prognose* ist trotzdem sehr vorsichtig zu stellen. Auch wenn das funktionelle Resultat zunächst befriedigend erscheint, so kann es noch nach langer Zeit erheblich zurückgehen. Es bilden sich im luxiert gewesenen Gelenk arthrotische Veränderungen, die Knochen werden atrophisch, die umgebenden Weichteile verknöchern. Und so kommen noch nach Jahr und Tag erhebliche funktionelle Ausfälle zustande. An diesem Ausgang wird auch nichts geändert, wenn man es mit einer länger dauernden Ruhigstellung versucht, für die ja auch im Grunde keine rechte Veranlassung vorliegt. Eine Reluxation ist bei der Konstruktion des Schultergelenkes nicht zu befürchten, tritt auch bei Bewegungsübungen unmittelbar nach der Reposition tatsächlich nicht ein, es sei denn, daß ganz schwere Zerstörungen des Kapselapparates vorliegen. Auch die Neigung zum Rezidiv, der Zustand der habituellen Luxation, ist völlig unabhängig von der Nachbehandlung. Es wird sowohl nach strenger Fixation beobachtet wie auch bei sofort eingeleiteter Übungstherapie. Der Kapselriß heilt auch, wenn man die Schulter vorsichtig massiert und bewegt. Jedenfalls ist von einer langen und exakten Ruhigstellung ein Vorteil nicht zu erwarten, es besteht nur die Gefahr einer primären Versteifung.

Auf die schweren Folgen des *Übersehens* einer Schulterverrenkung war hingewiesen. Der Zustand der *veralteten Luxation* bedeutet eine sehr ernste Schädigung, die auch in der Tat mit 50% eingeschätzt zu werden pflegt. Gewaltsame Repositionsversuche sind nutzlos. Sie führen zu Frakturen des Kopfes oder schlimmer noch zu Zerreißungen der großen Gefäße oder Nervenstämme. Die blutige Reposition kann versucht werden, besonders wo der Druck des luxierten Kopfes auf den Plexus Beschwerden macht. Doch ist das funktionelle Resultat der Operation schlecht. Und dasselbe gilt für die Resektion des dislozierten Kopfes; auch sie ergibt in den allermeisten Fällen kein brauchbares Schultergelenk.

Die *Frakturen des Humerus* werden, wie die aller Röhrenknochen, eingeteilt in die des zentralen, des peripheren Endes und der Diaphyse. Die Brüche am oberen Ende betreffen im wesentlichen den Hals. Zwischen Kopf und der Gegend der Tubercula liegt der anatomische Hals, unterhalb der Tubercula das *Collum chirurgicum.* Auf dieses konzentriert sich das chirurgische Interesse, hier kommen die meisten Frakturen vor.

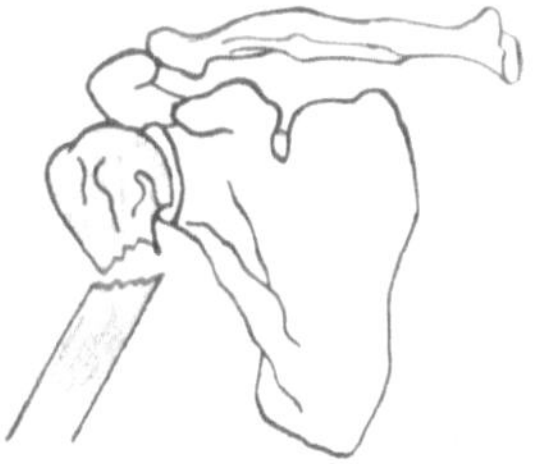
Abb. 22. Abduktionsfraktur im Collum chirurgicum.

Der *Mechanismus* ist gewöhnlich der Fall auf die Hand oder den Ellenbogen; die Diaphyse wird in den Kopf hineingestaucht. Das geschieht gewöhnlich nicht genau in der Längsrichtung des Armes, sondern Kopf und Schaft kommen zueinander in Schrägstellung. Ist der Winkel dabei nach lateral offen, so liegt eine Abduktionsfraktur vor (Abb. 22), ist er nach medial offen, eine Adduktionsfraktur (Abb. 23).

Die *Diagnose* ist mitunter sehr schwierig, da die starke Muskulatur und der meist erhebliche *Bluterguß* die Palpation fast unmöglich machen können. Manchmal wird sich feststellen lassen, daß bei der Rotation des Armes die Tubercula nicht mitgehen, und daß vielleicht unterhalb dieser Gegend Krepitation besteht. Ist die Fraktur jedoch eingekeilt, so wird über die Diagnose „Bruch im Bereich des oberen Humerusendes" ohne Röntgenbild nicht hinauszukommen sein.

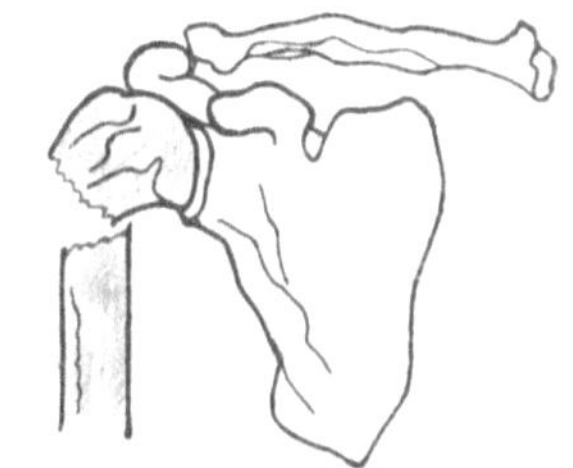
Abb. 23. Adduktionsfraktur im Collum chirurgicum.

Die *Therapie* wird zunächst eine starke Dislokation durch Reposition zu beseitigen haben, und das kann bei einer eingekeilten Abduktionsfraktur sehr nötig sein. Im übrigen bleibt auch hier wieder ein beherrschender Gesichtspunkt in der Behandlung, daß die Adduktionskontraktur bekämpft werden muß, und daß alle Methoden zu vermeiden sind, welche den Arm am Thorax fixieren.

Zwei Verfahren werden diesem Anspruch genügen und zugleich auch in der Praxis durchführbar sein. Das ist der exakte *Streckverband* im Bett, und der *portative Apparat* aus Schienenmaterial, der den Arm in der *Abduktionsstellung* fixiert. Und schließlich kommt bei fehlender oder geringfügiger Dislokation und zuverlässiger Einkeilung auch die *rein funktionelle Therapie* in Frage.

Die *Extension* wird ein anatomisch gutes Resultat liefern. Und wo gegen eine Bettruhe von 3 Wochen keine ärztliche Gegenindikation und kein absoluter Widerstand seitens des Patienten besteht, werden wir diesen Weg einschlagen. Der *Draht durch das Olecranon* ist die einfachste und wirksamste Methode. Brauchbar ist auch eine Kombination aus zwei Pflasterzügen. Der eine läuft am Oberarm entlang und wirkt in der Abduktionsstellung mit einer Belastung von 2 bis höchstens 5 kg. Der andere greift am Unterarm an und dient unter leichtem Zug von 1—2 kg dazu, den Unterarm im rechten Winkel gegen den Oberarm in der Richtung deckenwärts zu fixieren (Abb. 24). Dieser doppelte Streckverband ermöglicht es, das unbeteiligte Ellenbogengelenk vom ersten Tage an aktiv zu bewegen sowohl im Sinne der Beugung und Streckung wie auch der Rotation, und zwar ohne Abnehmen der Gewichte. Von der zweiten Woche ab kann auch die Schulter mitbewegt werden. 3 Wochen werden im allgemeinen für die Extensionsbehandlung genügen, dann wird eine energische funktionelle Therapie angeschlossen. Diese genügt allein und von Anfang an, sofern die Fraktur ohne erhebliche Verschiebung der Fragmente fest eingekeilt ist. Besonders bei alten Leuten, bei denen sowohl gegen die Bettruhe wie gegen einen großen Schienenapparat Bedenken bestehen, kann diese einfache Behandlung nur mit der Mitella und sofortiger Massage und Bewegung sehr dankbar sein.

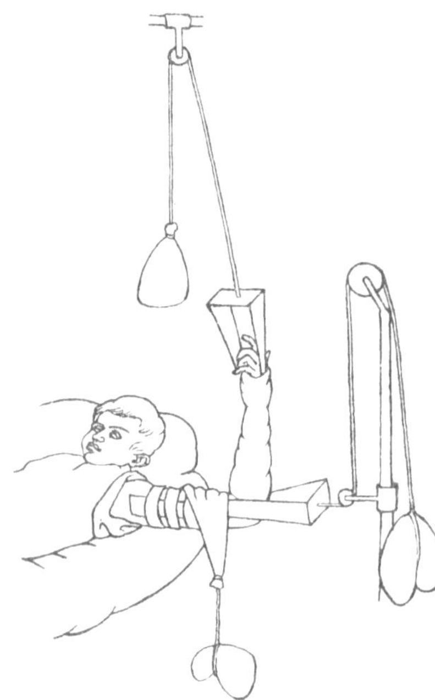

Abb. 24. Doppelter Streckverband am Arm für Frakturen im Bereich des Schulter- oder Ellenbogengelenkes.

Die andere sehr brauchbare Methode ist der *Schienenverband*, dem der Gedanke des alten MIDDELDORPFschen Triangels zugrunde liegt. Dieses hat in seiner ursprünglichen Form den Nachteil, daß es den Arm zu sehr in Innenrotation bringt, die nachher häufig nicht mehr zu beseitigen ist. Eine Konstruktion aus CRAMER-Schienen, wie sie im Kriege in ungezählten Variationen improvisiert worden ist, trägt außer dem Triangel noch einen Ansatz, der die horizontale Lagerung des Unterarms ermöglicht und so den Nachteil der Innenrotation vermeidet. Die Stellung des ganzen Armes auf dem Schienenapparat ist also die gleiche wie im Schienenverband: lauter rechte Winkel (Abb. 25). Der Unterarm läßt sich leicht von seinem Ansatz abwickeln, so daß auch hier das Ellenbogengelenk sehr bald bewegt werden kann. Eine Kombination des Schienenapparates mit tragbarer Extension ist möglich, dürfte aber für die Praxis zu kompliziert sein.

In der *Nachbehandlung* fällt wie immer dem Patienten der Hauptanteil zu. Die *aktiven Bewegungen* sind die wirksamste Hilfe. Stabübungen, leichte Hanteln, später Schwimmen können die gewöhnliche Gymnastik unterstützen. Im übrigen werden wir auf Heißluft und Massage keinesfalls verzichten wollen.

Neben der typischen und weitaus häufigsten Fraktur des chirurgischen Halses kommen *Brüche des Collum anatomicum* und des *Kopfes selber* vor. Sie sind ohne Röntgenbild nicht zu erkennen und eine konservative Therapie stößt dadurch auf unüberwindliche Schwierigkeiten, daß das Kopffragment in der Pfanne verdreht liegt. Die *blutige Operation* mit dem Ziel, das Fragment an richtiger Stelle zu fixieren oder im Notfall zu entfernen, kann ein befriedigendes Resultat ergeben.

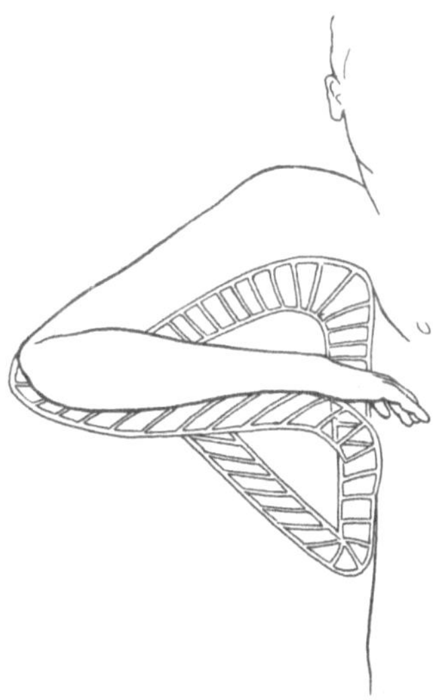

Abb. 25. Modifizierter Triangelverband mit horizontaler Lagerung des Unterarmes auf angesetzter Cramerschiene.

Zu den *Gelenkbrüchen* im Bereich der *Schulter* gehören auch die Absprengungen vom Rande der Scapula, deren Diagnose auch nur durch das Röntgenbild ermöglicht wird. Sie entstehen in seltenen Fällen als Nebenverletzung bei der Luxatio humeri. Dasselbe gilt für die isolierte Verletzung des *Tuberculum majus*. Sie kommt dadurch zustande, daß bei der Luxation des Oberarmkopfes die an ihrer Stelle verbleibende lange Bicepssehne den kleinen Knochenkörper, welcher mit ihrer Scheide im Sulcus bicipitalis sehr fest verwebt ist, abreißt. Eine besondere Behandlung verlangt dieser Abriß nicht, bei der Reposition legt sich das Fragment meist wieder ganz glatt in sein Bett. Doch wird die Prognose im ganzen durch diese Nebenverletzung erfahrungsgemäß getrübt.

Die *Frakturen der Diaphyse* machen diagnostisch keinerlei Schwierigkeiten, in der Regel weiß der Patient schon vor der ärztlichen Untersuchung, was geschehen ist. Die *abnorme Beweglichkeit* im Verlauf eines großen Röhrenknochens ist unverkennbar. Ein wichtiger Punkt jedoch, der sofort bei der ersten Untersuchung besonderer Aufmerksamkeit bedarf, ist das Verhalten des *N. radialis*. Je tiefer der Bruch rückt, desto größer wird die Gefahr, daß der Nerv zwischen den Fragmenten zu Schaden kommt. Ist eine solche Läsion bei der ersten Untersuchung übersehen, und tritt sie erst im Laufe der Behandlung zutage, dann wird sie leicht dem Arzt und seinen therapeutischen Maßnahmen zur Last gelegt. Eine Radialislähmung läßt sich ja ohne weiteres durch ganz grobe Prüfung feststellen: Hand und Finger können nicht gestreckt werden. Und sobald man nur an die Möglichkeit dieser Nervenverletzung denkt, wird man die Lähmung nicht übersehen und den Ausfall etwa auf Rechnung der functio laesa setzen. Der Nerv kann, wenn er während der Fraktur unverletzt geblieben ist, später noch ein zweites Mal geschädigt werden, und zwar durch den *Callus*, welcher ihn umwächst und einmauert. Diese Lähmung tritt gewöhnlich im Verlaufe der dritten Woche auf und pflegt sich durch Parästhesien oder Neuralgien anzukündigen, und erst einige Tage später ist dann die „Hängehand" da. Das Ereignis erfordert schnellste Abhilfe durch *blutiges Freilegen* und Auslösen des Nerven aus dem Callus. Die Lähmung pflegt dann schnell wieder zu verschwinden.

Die *Behandlung der Diaphysenfraktur* kann nach denselben Prinzipien erfolgen, wie sie beim Bruch des chirurgischen Halses geschildert worden sind. Man kann also einen *Streckverband* mit lauter rechten Winkeln anlegen, entweder mit dem Draht durch das Olecranon oder mit Heftpflasterzügen. Es besteht aber die Gefahr, daß man die Bruchstelle zu stark distrahiert, und daß auf diese Weise die knöcherne Heilung verzögert wird. Die Extensionsbehandlung des Diaphysenbruches am Oberarm ist also nicht ganz unbedenklich, sie darf nur mit ganz geringen Gewichten und nur unter fortlaufender sorgfältiger Kontrolle vorgenommen werden. Die Lagerung auf einer *Abduktionsschiene* im Sinne des modifizierten Triangels von Middeldorpf ist ebenfalls möglich und aussichtsreich, doch muß die große Unbequemlichkeit des Verbandes in Kauf genommen werden. Schließlich kann man den Oberarmbruch auch mit zwei *kurzen Gipsschindeln* behandeln, welche den gebrochenen Knochen vorn und hinten schienen, sich in der Achsel und der Ellenbogenbeuge anstemmen, Schulter und Ellenbogen aber beweglich lassen. Diese sehr bescheidene Fixation, wie sie v. Brunn geübt hat, genügt durchaus, um einen Oberarmbruch im Diaphysenanteil zur Ausheilung zu bringen.

Mit den *Brüchen am unteren Humerusende* gelangen wir in den Bereich der *Ellenbogenfrakturen*, die ein außerordentlich mannigfaltiges Bild darbieten. Zunächst kann suprakondylär oder transkondylär der ganze Gelenkkörper abbrechen, dann medial oder lateral der eine Condylus oder auch nur Epicondylus, und schließlich gibt es isolierte Frakturen des Capitulum humeri, also des besonderen Gelenkkörpers des Oberarmknochens für die Artikulation mit dem Speichenköpfchen. Neben diesen reinen Typen kommen noch Mischformen vor. So können durch Kombination der supra- oder transkondylären Querfraktur mit Abbrüchen der Kondylen T-, Y- oder V-förmige Bruchlinien entstehen.

Die *suprakondyläre Humerusfraktur* ist die häufigste und wichtigste der aufgezählten Variationen. Besonders in der Verletzungschirurgie des *Kindesalters* spielt sie eine sehr große Rolle. Sie entsteht entweder als *Extensionsfraktur* durch Fall auf die Hand bei überstrecktem Arm. Dann stemmt sich das Olecranon hinten in der Fossa olecrani an; und wenn nun das Drehmoment weiterwirkt, dann bricht der Arm, dessen Bewegungsgrenze nach hinten erreicht und der mit der Streckstellung starr geworden ist, im Sinne der Biegung. Ist der Knochen sehr hart, der Gelenkapparat jedoch verhältnismäßig wenig fest, dann entsteht mit demselben Mechanismus die Luxation des Ellenbogens nach hinten. Die Bruchlinie verläuft bei der Extensionsfraktur im allgemeinen schräg nach hinten ansteigend, das untere Fragment mit dem Ellenbogengelenk ist nach hinten verschoben (Abb. 26). Die seltenere *Flexionsfraktur* entsteht durch Fall auf den gebeugten Ellenbogen, das periphere Bruchstück wird durch die von hinten wirkende Gewalt nach vorn geschoben, die Bruchlinie steigt nach vorn an (Abb. 27). Beide Formen sind gewöhnlich durch die abnorme Beweglichkeit dicht über dem Gelenk und die sehr charakteristische Dislokation unschwer erkennbar.

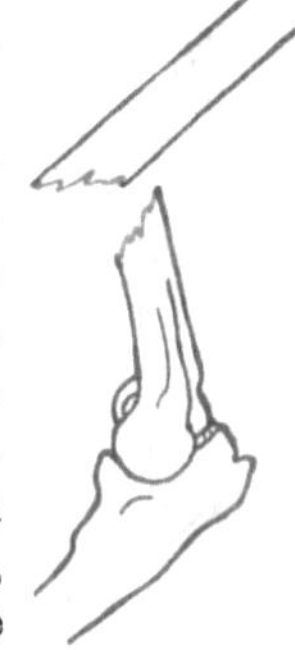

Abb. 26. Suprakondyläre Extensionsfraktur des Humerus.

Dagegen können die anderen Frakturtypen sehr erhebliche diagnostische Schwierigkeiten machen, besonders die mit mehrfachen Bruchlinien, und die *Röntgenaufnahme* ist in allen Fällen sehr erwünscht. Die seitlichen Abbrüche der Kondylen oder Epikondylen entstehen meist durch gewaltsame Abduktion oder Adduktion, und zwar durch Abriß des gezogenen oder durch Abschub des gedrückten Gelenkanteils. Es kann somit, wenn der Ellenbogen stark abduziert, also im Sinne des Cubitus valgus geknickt wird, der mediale Gelenkfortsatz durch Zug des Lig. collaterale mediale abreißen, oder der laterale durch direkten Druck des Radius gegen den Humerus abgestemmt werden. Die Bewegung kann dann noch weitergehen und zu einer Luxation des verletzten Gelenkkörpers führen. Die Symptome dieser Verrenkungsbrüche werden dann noch verworrener und schwieriger. Die *Fraktur des Capitulum humeri* schließlich entsteht durch Fall auf die Hand; Humerus und Radius stehen in einer Linie, eine plötzliche Belastung in der Längsrichtung führt zu Druck und Gegendruck der beiden Gelenkkörper gegeneinander, und sie sprengen sich gegenseitig. Es bricht entweder das Capitulum humeri oder das Speichenköpfchen. In beiden Fällen ist das Hauptsymptom neben dem Hämatom und der umschriebenen Druckempfindlichkeit die schmerzhafte und behinderte Pro- und Supination.

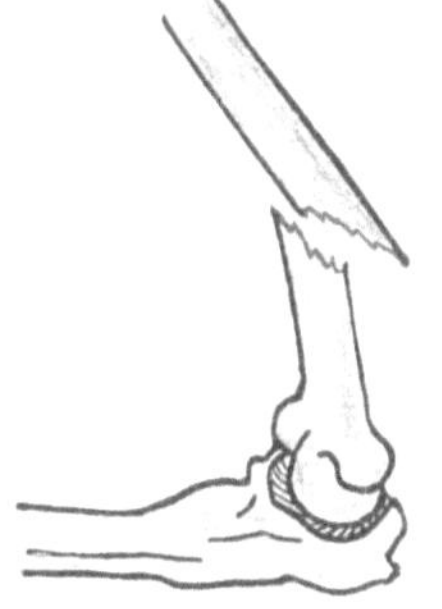

Abb. 27. Suprakondyläre Flexionsfraktur des Humerus.

Für die Erkennung der Brüche am unteren Humerusende ist wichtig die Druckempfindlichkeit der einen Gelenkseite gegenüber der anderen, abnorme Beweglichkeit eines Gelenkteils, vielleicht mit Krepitation, pathologische passive Beweglichkeit des Ellenbogens nach der Seite, also im Sinne der Abduktion oder Adduktion. Einen Anhalt für die Stellung der Gelenkkörper zueinander gewährt die Hueterbsche Linie; beide Epikondylen und das Olecranon stehen bei leicht gebeugtem Arm in gerader Linie, und Verschiebung dieser Gelenkteile gegeneinander erscheinen als Abweichungen von dieser Geraden.

Die *Behandlung der Ellenbogengelenksbrüche* ist recht schwierig. Es stehen zur Wahl die Reposition mit folgender Fixierung in Gips oder Schienenverband, die Extension mit dem Draht am Olecranon, und die rein funktionelle Therapie, und schließlich bleiben auch immer einige Fälle der blutigen Operation vorbehalten.

Ist die Dislokation gering, handelt es sich um Kinder mit noch stark wachsenden Knochen, dann wird die Behandlung mit möglichst früh einsetzender Massage und Bewegungsübungen anzustreben sein. Es ist erstaunlich, wie schnell die jugendlichen Patienten den gebrochenen Ellenbogen wieder bewegen. Daß die Behandlung nicht weh tun darf, versteht sich von selbst. Eine Dislokation, die beim Erwachsenen recht störend sein kann, ist beim Kinde ziemlich belanglos, weil der wachsende Knochen noch sehr weitgehend imstande ist, Verunstaltungen auszugleichen. Unangenehm ist nur die seitliche Verbiegung im Sinne des Cubitus valgus oder varus.

Die *Reposition in Narkose* mit folgender Ruhigstellung im *fixierenden Verbande* gilt als das Normalverfahren für die Behandlung der suprakondylären Humerusfraktur. Und zahlenmäßig werden wohl auch die meisten Fälle so zu versorgen sein. In der Praxis stärker als im Krankenhaus besteht jedoch die Sorge, daß es im Verband zu *Zirkulationsstörungen* mit sehr bedrohlichen Folgen kommt. Auf alle Fälle muß sehr sorgfältig achtgegeben werden. Wenn die Finger blau und kalt werden, wenn über Schmerzen oder Parästhesien geklagt wird, so muß der Verband gelöst werden.

Die *Extensionsbehandlung* mit dem Draht durch das Olecranon hat den großen Vorteil, daß man die ganze Extremität übersehen kann, jede Gefahr einer zirkulären Schnürung ist ausgeschaltet. Unter der Wirkung des Zuges legen sich die Bruchstücke sehr schön in ihre Lage, eine sehr frühzeitige Mobilisierung ist möglich. Besonders bei schwer dislozierten Brüchen mit vielen kleinen Fragmenten kann die Extension sehr gute Erfolge ergeben.

Für den Notfall bleibt schließlich noch die *operative Behandlung*, vor allem dann, wenn ein kleines Bruchstück sich nicht beeinflussen läßt und als Bewegungshindernis im Gelenk liegenbleibt. So kann das abgebrochene Capitulum humeri die Operation erforderlich machen. Doch ist es gut, wenn man sich früh entschließt. Ein Teil der Mißerfolge bei der blutigen Knochenbruchbehandlung fällt ohne Zweifel der zu spät getroffenen Entscheidung zur Last.

Die *Luxationen im Ellenbogen* werden eingeteilt in vollständige und unvollständige, je nachdem beide Knochen des Unterarmes gegen den Humerus luxiert sind oder nur einer, wobei praktisch nur die Speiche in Frage kommt. Von den kompletten Verrenkungen wiederum ist die nach hinten häufig und sehr wichtig, die nach vorn und nach den Seiten seltener und im allgemeinen erst nach gründlicher Zerstörung des Bandapparates oder nach Abbrüchen des Olecranon oder der Epikondylen möglich.

Die *Luxatio antebrachii posterior* entsteht durch einen sehr klaren Mechanismus, bei dem die Überstreckung des Ellenbogens das beherrschende Moment ist. Sobald die Streckstellung im Ellenbogen erreicht ist, stemmt sich das Olecranon in seiner Fossa hinten an und kann nun nicht weiter ausweichen. Wirkt die drehende Gewalt jetzt noch weiter, dann erfolgt die Bewegung um das feststehende Olecranon als Hypomochlion. das Gelenk wird vorn auseinandergehebelt, der Processus coronoideus verläßt seine Fossa, so daß der Gelenkspalt vorn klafft. Der Schluß hört auf und die Hemmung fällt fort. Wirkt jetzt eine Gewalt in der Längsrichtung des Armes, etwa beim Fall auf die Hand, dann steigt der Processus coronoideus über die Trochlea hinweg, der Unterarm verschiebt sich nach hinten, und schließlich steht der Processus coronoideus in der Fossa olecrani, während das Olecranon weit nach hinten herausragt (Abb. 28). Der Radius läuft bei dem ganzen Vorgang nur mit, er verläßt gleichfalls seine Gelenkverbindung und springt nach hinten heraus.

Durch denselben Mechanismus, der beim Erwachsenen die Luxatio cubiti post. zu verursachen pflegt, entsteht im Kindesalter gewöhnlich die suprakondyläre Extensionsfraktur des Humerus.

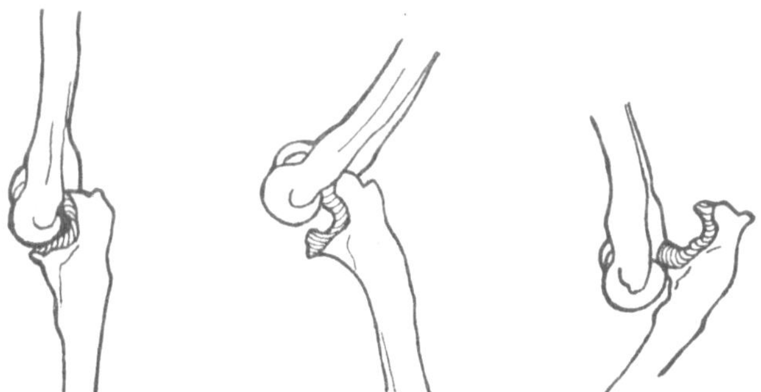

Abb. 28. Mechanismus der Luxatio cubiti post. durch Überstreckung.

Das *klinische Bild* ergibt sich ohne weiteres. Der Vorderarm erscheint gegen den gesunden verkürzt, das Ellenbogengelenk steht in Mittelstellung federnd fixiert, wobei der straff über die Trochlea gespannte M. brachialis den Proc. coronoideus fest in die Fossa olecrani hineinzieht. Bei der Palpation fühlt man das Olecranon hinten weit herausstehen, die Tricepssehne ist ebenfalls nach hinten verlagert, sie ist hart gespannt, springt kielartig vor und läßt sich, wie die Achillessehne, von beiden Seiten umgreifen. Auch die Incisura semilunaris der Ulna läßt sich mitunter palpieren. Auf der lateralen Seite des Ellenbogens springt das Radiusköpfchen aus dem Relief des Gelenkes heraus und kann bei Rotationsversuchen gut abgetastet werden. Von hinten her läßt sich der Finger in die Fossa capituli radii hineinlegen.

Die *Reposition* erfolgt wiederum so, daß die Gelenkkörper den *Weg der Luxation rückwärts gehen.* Dazu muß zunächst die Überstreckung wiederhergestellt und übertrieben werden. Dann stemmt sich das Olecranon wieder hinten an und zwar am Humerus, der Proc. coronoideus wird losgehebelt. Und wenn nun am Unterarm gezogen wird, dann steigt dieser Fortsatz wieder über die Trochlea hinweg, und diese schnappt in die Incisura semilunaris ein. Der Radius läuft wieder automatisch mit.

Es ist hier von ganz besonderer Wichtigkeit, daß man nicht versucht, die Reposition in einer bestimmten Stellung durch vermehrten Kraftaufwand zu erzwingen. Sobald man mit leichter Hand die Situation wechselt, die Rotation etwas ändert, etwas mehr abduziert oder adduziert, während die Überstreckung und der leichte Zug am Unterarm festgehalten wird, dann gelingt die Reposition oft ganz plötzlich und überraschend und ohne Anwendung großer Gewalt.

In der *Nachbehandlung* soll wieder so wenig wie möglich fixiert werden. Eine Gefahr der Reluxation besteht nicht; das Gelenk ist so fest konstruiert, daß es sich nur durch Wiederholung des Mechanismus wieder ausrenken läßt. Der Kapselriß heilt auch ohne Fixation, und zwar mit desto weniger Schrumpfung, je früher massiert und bewegt wird. Eine Mitella für die ersten Tage wird dem Verletzten erwünscht sein, im übrigen genügt die funktionelle Behandlung. Die Prognose wird getrübt durch die häufig sich anschließende Arthrosis deformans sowie die Neigung der Weichteile zur Verknöcherung. Besonders im M. brachialis ist die Gefahr der Myositis ossificans sehr erheblich.

Es kommt in seltenen Fällen vor, daß die Elle nach hinten, die Speiche nach vorn luxiert, so daß der Humerus zwischen den beiden Unterarmknochen steht. Die Verletzung führt den Namen der *Luxatio divergens*. Die Verrenkung des Vorderarmes *nach vorn* wird in der Regel erst möglich sein, wenn das Olecranon abgebrochen ist. Es kommen jedoch seltene Fälle ohne Knochenverletzung vor. Bei den *seitlichen Luxationen* reißen meist die Seitenbänder, oder die Epikondylen brechen ab. Bei der typischen Verrenkung nach hinten kann der Proc. coronoideus abbrechen. Alle diese Nebenverletzungen erschweren Diagnose und Reposition außerordentlich und trüben auch die Prognose.

Die *unvollständige Verrenkung* im Ellenbogengelenk, also die *isolierte Luxation des Radius*, kann nach vorn, nach hinten und nach lateral erfolgen; die erste ist die häufigste. Der Mechanismus ist gewöhnlich der Fall auf die Hand bei Pronation des Unterarmes. Die Diagnose ist leicht, die Reposition auch. Bei vorsichtigen Drehbewegungen und direktem Druck auf das Köpfchen springt das Gelenk wieder ein. Bei Kindern, die plötzlich über den Ellenbogen klagen und Bewegungen verweigern, besonders wenn sie an einem Arm hochgehoben worden sind, findet sich mitunter eine Hemmung im Gelenk. Und diese verschwindet ganz plötzlich mit hörbarem Ruck, wenn man einige vorsichtige Rotationsbewegungen gemacht hat. Es besteht kaum ein Zweifel, daß es sich dabei um eine isolierte Luxation des Radius am oberen Ende handelt, wobei das Röntgenbild keinen wesentlichen Aufschluß zu geben pflegt, weil das Bild der Knochenkerne am kindlichen Ellenbogen sehr schwierig zu deuten ist. Die Verrenkung des Speichenköpfchens spielt eine große Rolle als Begleitverletzung der Ellenfraktur im Schaftbereich. Sie wird erfahrungsgemäß sehr oft übersehen und ergibt dann für das Ellenbogengelenk, besonders mit Rücksicht auf die Rotation, ein schlechtes funktionelles Resultat.

Die *Frakturen des Unterarmes* können beide Knochen oder jeden für sich betreffen.

Von den *isolierten Brüchen der Elle* ist zunächst wichtig die Fraktur des *Olecranon.* Sie entsteht durch direkte Gewalt, Fall auf den Ellenbogen, oder seltener indirekt durch Anschlag der Ulna an den Humerus bei der Überstreckung, also durch den gleichen Mechanismus, der die typische Luxation nach hinten oder die suprakondyläre Extensionsfraktur des Oberarmes hervorrufen kann. Die Diagnose ist leicht; zwischen Olecranon und Ulnaschaft klafft ein mehr oder weniger breiter Spalt, es besteht die dislocatio ad longitudinem cum distractione. Das kleine Bruchstück läßt sich mit der Tricepssehne zusammen bewegen, der Unterarm kann gegen den Oberarm aktiv nicht gestreckt werden.

Therapeutisch ist von fixierenden Verbänden gar nichts zu erwarten. Die Immobilisierung in Streckstellung bedeutet eine so geringe Annäherung der Fragmente, daß sie die unbequeme Stellung nicht lohnt. Es wird sich nur um die Entscheidung handeln, ob durch *blutige Operation* das abgebrochene Olecranon an den Ulnaschaft angenäht werden soll, oder ob man sich unter Verzicht auf die anatomische Wiederherstellung mit der *funktionellen Behandlung* begnügen will. Die blutige Operation bekommt dadurch eine besondere Note, daß ein großes Gelenk eröffnet wird. Es handelt sich also um einen verantwortungsvollen Eingriff der großen Chirurgie, der unter keinen Umständen mit Behelfsmitteln improvisiert werden darf, wozu die Einfachkeit der Diagnostik, die anatomische Übersichtlichkeit und die technisch leichte Ausführbarkeit der Operation verleiten könnte. Die funktionelle Behandlung hat den Vorteil, daß sie in wesentlich kürzerer Zeit zum Ziele führt. Und das Resultat ist am Schluß nicht schlechter als bei der blutigen Operation, obwohl anatomisch von keiner Wiederherstellung gesprochen werden kann. Der Bruchspalt wird durch eine fibröse Narbe überbrückt und diese übernimmt die Funktion einer verlängerten Tricepssehne. Das abgebrochene Olecranon liegt dann in dieser wie die Patella im Streckapparat des Kniegelenks. Praktisch wird sich die Indikation so stellen lassen, daß man bei großer Diastase die blutige Operation wählen wird, bei geringer Dislokation die rein funktionelle Behandlung.

Die *Radiusfraktur am oberen Ende* entsteht durch Fall auf die Hand und Prellung des Speichenköpfchens gegen das Capitulum humeri. Die Verletzung führt den Namen der „Meißelfraktur". Es werden in der Tat Stücke vom Rande des Speichenköpfchens wie von einem Meißel abgesprengt. Die Diagnose ergibt sich, ähnlich wie bei den Frakturen des Capitulum humeri, aus der Druckempfindlichkeit dieser Gegend und der *behinderten Drehbeweglichkeit des Unterarmes* bei freier Beugung und Streckung. Therapeutisch treten die funktionelle Behandlung und die blutige Operation in Konkurrenz. Handelt es sich nur um Fissuren ohne Dislokation, um einen Sprung in der knöchernen Substanz, dann genügt die funktionelle Behandlung mit möglichst wenig Fixation. Sind aber große Stücke abgebrochen und verschoben, tritt vielleicht noch ein Querbruch am Radiushals hinzu, dann ist die Entfernung der Fragmente, unter Umständen des ganzen Köpfchens geboten. Ein funktioneller Ausfall ist dadurch nicht zu erwarten, sofern man früh genug die Entscheidung zur Operation trifft. Gerade bei diesen Gelenkbrüchen fällt ein Mißerfolg sehr oft dem *zu spät* gefaßten Entschluß zur Last.

Die isolierten Frakturen des *Ellenschaftes* entstehen dann, wenn der Verletzte einen Kopfhieb mit der ulnaren Kante des Unterarmes auffängt. Sie heißen deshalb „Parierfrakturen". Die Diagnose ist meist leicht, da ja die Elle in ganzer Länge dicht unter der Haut abzutasten ist. Die Therapie besteht in sorgfältiger Reposition mit nachfolgender *Fixationsbehandlung* durch eine *dorsale Gipsschiene*. Sitzt die Fraktur unterhalb der Mitte, so genügt die Schiene vom Ellenbogen bis zu den Köpfchen der Mittelhand, oberhalb der Mitte erfordert sie die Ruhigstellung des Ellenbogens. Bis zur Konsolidierung wird es im allgemeinen 6—8 Wochen dauern. Es ist immer daran zu denken, daß die *Luxation der Speiche am oberen Ende eine häufige Nebenverletzung der isolierten Ellenfraktur* ist.

Sehr viel unangenehmer sind die Brüche der *Radiusdiaphyse*, da bei diesen gewöhnlich eine erhebliche Verschiebung eintritt. Sie entstehen durch Fall auf die Hand bei proniertem Unterarm; dann kreuzt der Radius die Ulna etwa in der Mitte und wird über sie hinweg durch Biegung gebrochen. Das obere Fragment, das unter der Zugwirkung des M. biceps steht, wird aufgerichtet, und so kommt die Verschiebung zustande. Die intakte Elle verhindert die Reposition, und die Behandlung kann auf diese Weise recht schwierig werden. Es ist deshalb bei den isolierten Brüchen der Radiusdiaphyse die *blutige Operation* häufig von vornherein in Erwägung zu ziehen.

Bei den *Unterarmfrakturen am peripheren Ende* konzentriert sich das Interesse auf den Radius, da er den Hauptanteil des Handgelenkes bildet und die Elle hier nur ganz lose gebunden ist. Es gibt den isolierten *Abriß des Processus styloideus* der Ulna, der klinisch unwichtig ist, tatsächlich aber in der Mehrzahl der Fälle von typischer Radiusfraktur als Nebenverletzung beobachtet wird. Eine besondere Behandlung beansprucht er nicht.

Die *typische Radiusfraktur* am unteren Ende hat auch ihren typischen Mechanismus. Der Fall auf die ausgestreckte Hand, der am ganzen Arm vom Schultergürtel an bestimmte Zerstörungen des Skelets verursacht, kann auch ganz periphere Verletzungen erzeugen, dort wo der stürzende Körper zuerst den Boden berührt, und wo zuerst kleinste Teilchen aus dem Zustand der Bewegung in den der Ruhe übergehen. In diesem Falle entsteht die klassische Radiusfraktur im Bereich seiner unteren Epiphyse, die Fraktura *Collesi*. Zwei Mechanismen kommen in Betracht, jeder für sich oder meistens beide kombiniert: die *Überstreckung der Hand* und damit der Abriß der Epiphyse auf der volaren Seite. Und daneben die *Stauchung der Hand* gegen den Vorderarm der Zusammenbruch der Epiphyse im Sinne der Kompression. Bei einer typischen Bergmannsverletzung ist der Mechanismus noch durchsichtiger. Einem Manne, der einen Wagen schiebt, läuft ein anderer Wagen von hinten her gegen den Ellenbogen auf. Dadurch gerät die Hand in Überstreckung, der Unterarm wird in seiner Längsrichtung komprimiert, und so bricht die Epiphyse in derselben Kombination wie beim Fall auf die Hand.

Das *klinische Bild* ergibt sich aus dem Mechanismus. Durch die Überstreckung wird das volar abgerissene periphere Fragment handrückenwärts verschoben. Kehrt die Hand nach geschehener Fraktur in ihre Normalstellung zurück, dann resultiert an der Bruchstelle eine sehr charakteristische *bajonettförmige Abknickung*, die in Seitenansicht der Hand von speichenwärts her in die Erscheinung tritt (Abb. 29). Die Kompression in der Längsrichtung des Vorderarmes bewirkt eine Verkürzung des Radius, dadurch ist die Hand *speichenwärts verschoben*, also abduziert, wenn man die Supination als Normal- oder Ausgangsstellung betrachtet (Abb. 30). Diese Bewegung kann so energisch vor sich gehen, daß ulnar der seitliche Bandapparat des Gelenkes unter Zug gerät, und daß dadurch der Griffelfortsatz der Elle abreißt.

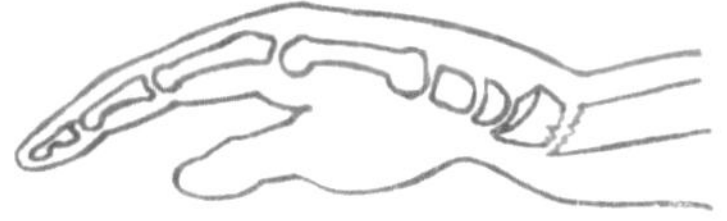

Abb. 29. Typische Radiusfraktur von radialwärts gesehen.

Die *Diagnose* ist somit meist sehr einfach. Die Druckempfindlichkeit an der Epiphyse ist gewöhnlich sehr lebhaft, jede passive Bewegung des Handgelenks schmerzt intensiv, die aktive ist aufgehoben. Die Dislokation ist verschieden stark, im ausgesprochenen Falle sehr deutlich: die Hand steht in Bajonettstellung und radialwärts abgeknickt. An der Spitze der Ulna deutet in der Mehrzahl der Fälle die auch hier vorhandene Druckempfindlichkeit auf den Abriß des Griffelfortsatzes.

Die *Behandlung* wird in der Mehrzahl der Fälle zunächst die Dislokation zu beseitigen haben. In *Narkose* wird die Fraktur sorgfältig *eingerichtet*. Durch Zug am Daumen in Pronation wird die komprimierte Spongiosa auseinandergezogen, und dann durch starke Flexion die abgebrochene und dorsalwärts verschobene Epiphyse wieder an ihre Stelle gerückt. Gerade die schwer dislozierten Frakturen lassen sich meist besonders leicht einrichten, sie schnappen manchmal ein wie eine Luxation. Dann wird der *fixierende Verband* angelegt, und zwar in Mittelstellung. Das Fixieren in übertriebenen Gelenkstellungen ist unbequem und bietet keine Vorteile. Die Hand kann etwas gebeugt, leicht proniert und ulnarflektiert stehen, gegen eine reine Streckstellung ist aber auch nichts einzuwenden. Die Fixation wird durch eine *Gipsschiene* bewirkt, welche den Ellenbogen und die Fingergrundgelenke freiläßt. Diese Länge von den Mittelhandköpfchen bis zum Ellenbogen wird am gesunden Arm abgemessen, dann werden zwei oder drei Gipsbinden in entsprechender Abmessung auf ebener Unterlage durch Hin- und Herlegen zu einem breiten Pflaster verarbeitet. Dieses wird glattgestrichen und naß an den Unterarm mit der reponierten Fraktur angewickelt. Die Enden der Schiene werden

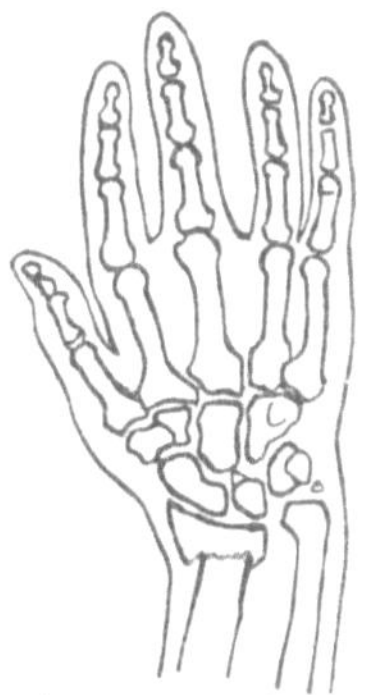

Abb. 30. Typische Radiusfraktur vom Handrücken aus gesehen.

etwas unterpolstert, ebenso wird das Handgelenk mit ein paar Lagen Zellstoff geschützt. Während der Gips trocknet, wird der Arm in reponierter Stellung festgehalten, dann wird eine Kontrollröntgenaufnahme angefertigt.

Die *Gipsschiene* hat den großen Vorteil vor jedem anderen Material, daß sie an Vorräten nur das Wenige beansprucht, was für jeden Gipsverband nötig ist. Sie ist außerordentlich billig, technisch denkbar leicht herzustellen; und dadurch, daß sie für jeden Fall besonders angefertigt wird, paßt sie unter allen Umständen ideal.

Hat die *Röntgenkontrolle* eine einwandfrei gelungene Reposition ergeben, so wird der Verband am nächsten Tage sorgfältig nachgesehen, ob er nicht drückt oder schnürt, und dann bleibt die Schiene *3 Wochen* lang fest liegen. Während dieser Zeit sollen Ellenbogen und Fingergelenke fleißig bewegt werden. In der vierten Woche wird der Verband täglich abgewickelt, es wird mit vorsichtigen Bewegungsübungen begonnen, Massage, Heißluft, heiße Handbäder unterstützen die Mobilisierung. Ende der vierten oder Anfang der fünften Woche bleibt die Schiene dann ganz fort. Im Laufe der sechsten und siebenten Woche kann die Arbeit wieder aufgenommen werden.

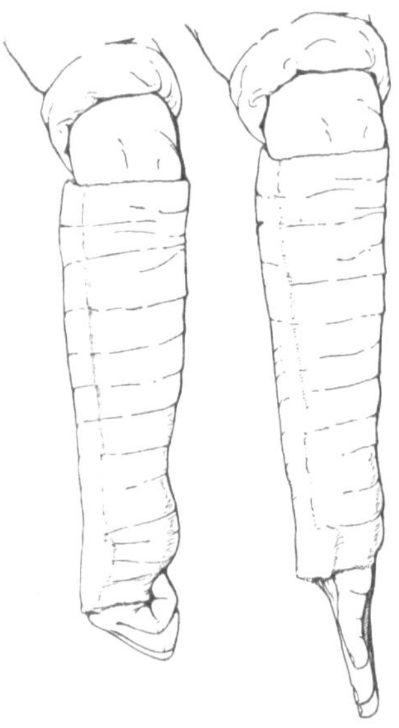
Abb. 31. Dorsale Gipsschiene beim typischen Radiusbruch.

Fehlt jede Verschiebung, so erübrigt sich die Einrichtung, also auch die Narkose. Es ist aber gut, wenn auch diese unverschobenen Fälle in der beschriebenen Weise mit der fixierenden Gipsschiene behandelt werden. Wo großer Widerstand gegen eine solche Ruhigstellung besteht, etwa aus beruflichen Gründen, da kann man auch mit der rein funktionellen Behandlung auskommen. Doch dürfte es sich dabei nur um eine kleine Minderzahl handeln.

Die *Fraktur beider Unterarmknochen* ist häufig, besonders bei Kindern. Sie entsteht meist dadurch, daß der Körper auf den quergestellten Unterarm fällt, seltener beim Sturz auf die vorgehaltene Hand. Sehr oft sind die Knochen nicht vollständig gebrochen, sondern nur angeknickt. Dann ist die dislocatio ad axin beträchtlich, bisweilen sogar grotesk. Dagegen fehlen die anderen Verschiebungen. Beim vollständigen Bruch pflegt auch die Längen- und Seitendislokation schwer zu sein.

Die *Diagnose* ist fast immer sehr leicht. Viele oder manchmal alle klassischen Symptome der Fraktur sind vorhanden und lassen keinen Zweifel aufkommen. Es müssen zwei parallele Knochen richtig gestellt und richtig festgehalten werden, und zu der Gefahr der falschen Fragmentstellung an und für sich gesellt sich noch die Möglichkeit, daß durch Konvergieren der Bruchstücke in den Zwischenknochenraum die falschen Enden zusammenwachsen, daß ein *Brückencallus* entsteht, und daß auf diese Weise der Arm die Fähigkeit der Pro- und Supination verliert.

Die Behandlung erfolgt wie bei der typischen Radiusfraktur mit dem *fixierenden Verband* nach sehr sorgfältiger *Reposition*. Auch hier ist die *Gipsschiene* das bevorzugte Fixationsmittel. Liegt die Fraktur unterhalb der Mitte, so kann der Ellenbogen frei bleiben, oberhalb der Mitte wird der Ellenbogen mit ruhiggestellt. Das Handgelenk wird unter allen Umständen mitfixiert. Die Reposition kann sehr schwierig sein, sie gelingt manchmal erst nach wiederholten Versuchen. Eine sorgsame Prüfung des erreichten Resultats durch Röntgenkontrolle ist unbedingtes Erfordernis. *Der Querbruch beider Unterarmknochen stellt die größte Ziffer bei der blutigen Behandlung*. Entweder mißlingt die Reposition, oder die Konsolidierung bleibt aus. Die Transplantation des freien *Knochenspanes* zeitigt hier ihre schönsten Erfolge.

Steht die Fraktur nach ein- oder mehrmaligem Repositionsversuch gut, dann bleibt die Schiene am besten *4 Wochen* liegen. Die Dauer bis zur vollständigen Festigung schwankt in ziemlich weiten Grenzen.

Die *Luxation der Hand* gegen den Vorderarm ist so selten, daß sie praktisch nicht ins Gewicht fällt. Wo sie diagnostiziert wird, handelt es sich fast immer um die Verwechslung mit einem stark verschobenen Radiusbruch an typischer Stelle. Dagegen kommt es nicht so ganz selten zu der *isolierten Luxation des Mondbeins*. Und zwar dreht sich der Knochen um 90 Grad um sein volares Horn, die für das Kopfbein bestimmte konkave Gelenkfläche sieht dadurch nach der Beugeseite des Handgelenkes. Die Verletzung wird sehr häufig nicht erkannt, sie ist auch nur mit Hilfe der Röntgenbilder zu diagnostizieren. Vielleicht können einmal Parästhesien im Gebiete des N. medianus, der durch den luxierten Knochen irritiert wird, oder eine Behinderung der Beugesehnen einen Fingerzeig geben. In frischen Fällen ist die unblutige Reposition leicht, in älteren gelingt sie manchmal operativ von einem volaren Schnitt aus. Glückt sie nicht, so muß das luxierte Mondbein entfernt werden.

Frakturen der Handwurzelknochen kommen vor, und zwar ist besonders gefährdet das Kahnbein. Auch diese Verletzung wird sehr oft übersehen sogar mit Kenntnis des Röntgenbildes, das eben nicht so ganz leicht zu beurteilen ist. Die Therapie ist insofern schwierig, als eine ganz *besonders lange Fixation* notwendig ist. Die Heilungsbedingungen des Kahnbeinbruches sind ungünstig. Wenn man aber das Handgelenk für lange Zeit, unter Umständen für mehrere Wochen, mit einer dorsalen Gipsschiene ruhigstellt, so wird man in vielen Fällen doch eine Konsolidierung eintreten sehen.

Frakturen der Mittelhand sind häufig. Sie entstehen direkt durch schwere oder scharfe Gewalt, durch Band- und Kreissäge, Stanze oder Kammrad, und sind dann kompliziert und meist mit weitgehenden Zerstörungen des Bewegungsapparates verbunden. Unkomplizierte Brüche kommen zustande durch Prellung der Hand; der Metacarpus springt mit einer feinen Fissur, oder er bricht indirekt bei Fall auf die Finger. Die Dislokation kann ganz fehlen, kann aber auch sehr erheblich sein; dann rückt der Finger tief in die Mittelhand hinein, die vorstehenden Fragmente sind in der Hohlhand oder vom Handrücken her zu tasten.

Im Zweifelsfalle kann Schmerzhaftigkeit bei Zug an dem entsprechenden Finger die Diagnose sichern.

Bei der *Behandlung* steht das funktionelle Resultat im Vordergrunde. In vielen Fällen kann die Immobilisierung der verletzten Hand ganz unterbleiben. Der Arm kommt für 8—10 Tage in eine Mitella, Hand und Finger werden aber von Anfang an bewegt und massiert. Der Bruchschmerz ist nach wenigen Tagen verschwunden, und der Patient beginnt selber mitzuhelfen. Nach 4—6 Wochen kann die Arbeit wieder aufgenommen werden. Bis auf geringe Schmerzen bei Witterungswechsel und bei besonderen Beanspruchungen der Hand werden keine Beschwerden mehr geklagt. Eine Minderung der Erwerbsfähigkeit besteht höchstens vorübergehend und zur Gewöhnung. Wo eine nennenswerte Verschiebung erkennbar ist, wird reponiert und fixiert. Je nach Lage des Falles wird man eine Gipsschiene anwickeln oder aber die Hand im Faustverband fixieren. Werden die Finger um eine Mullbinde gebeugt, so kann man beim Anwickeln einen gewissen Zug ausüben. Auf Schnürung oder Druck durch den Verband ist peinlich zu achten.

An den *Fingern* kommen Frakturen und Luxationen vor. Die *Brüche* sind ganz besonders häufig kompliziert, entstanden durch Quetschungen zwischen Maschinenteilen oder zwischen fallenden Lasten. Kreis- und Bandsäge, Hobelmaschine und Fräse stellen ebenfalls einen großen Teil. Zu erstreben ist auch hier die *primäre Wundversorgung*, also die Übernahme der ärztlichen Behandlung wenn irgend möglich in den ersten 6—8 Stunden. Dann werden die Wundränder sparsam excidiert, verletzte Sehnen werden genäht, die Hautwunde ebenfalls geschlossen. Ein einfacher Schienenverband mit kurzer Ruhigstellung der Hand wird nicht zu umgehen sein. Ein extrem konservativer Standpunkt gegenüber der Fingerverletzung ist nicht richtig, nur am Daumen ist möglichst alles zu erhalten. Für die übrigen Finger kann gelten, daß es sich nicht lohnt konservativ zu verfahren, wenn der Knochen und beide Sehnen durchtrennt sind. Ein glatter Verlust ist in jeder Beziehung besser als ein steifer, deform geheilter und vielleicht schmerzhafter oder gar zu Ulcerationen neigender Finger, den man durch eine Behandlung von Wochen oder gar Monaten erkauft hat.

Die *einfachen Fingerbrüche* sind häufig nur sehr wenig disloziert, sind Längsbrüche einer Phalanx oder kleine Absprengungen von den Gelenkkörpern, und können dann schwierig zu erkennen sein. Die Beschwerden sind oft sehr heftig, die Behandlung recht undankbar. Ist die Fraktur disloziert, so wird der Finger je nach der Verschiebung in Streckstellung auf einem gepolsterten Holzspatel oder in Flexion über einer Binde fixiert. Besonders zu beachten sind die Brüche der Grundglieder mit der Dislokation im Sinne einer *Überstreckung*. Auch der Wechsel zwischen beiden Stellungen kann angezeigt sein. Die Hauptsache ist die frühzeitige funktionelle Behandlung, die in vielen Fällen als alleinige Therapie ausreicht. Für den Streckverband wird selten eine Indikation vorliegen, doch läßt sich technisch auch dieser bewerkstelligen; am Finger wird mit Mastisol ein schmaler Trikotschlauch angebracht, und dieser wird mit elastischen Gummizügen an einer Metallschiene befestigt, welche am Handgelenk fixiert ist und die ganze Hand umkreist.

Unter den *Luxationen der Finger* sind die des *Daumens* von denen der übrigen Finger zu trennen. Die Verrenkung des Daumens im Grundgelenk gegen den Metacarpus ist eine typische Verletzung und erfordert besondere Aufmerksamkeit. Sie tritt als Subluxation auf, jedoch meist komplett, und dann regelmäßig als postica; der Daumen tritt auf das Dorsum der Hand, das Köpfchen des Metacarpus I wird vorn gegen die Kapselwand gedrängt, sprengt diese und bohrt sich in die kurzen Muskeln des Daumenballens. Durch diese Verschiebung kommt eine sehr charakteristische *Bajonettstellung* zustande. Die Diagnose macht meist keinerlei Schwierigkeiten.

Dagegen kann die *Reposition* auf ernsten Widerstand stoßen. Dieser wird bedingt durch die Neigung der umgebenden Weichteile, sich zwischen die luxierten Gelenkkörper zu legen. Und diese *Interposition* wird noch in ihrer Wirkung verstärkt, wenn die Einrenkung in fehlerhafter Weise durch einfachen Zug am Daumen versucht wird. Besonders die dadurch angespannte Sehne des M. flexor pollicis longus legt sich dann schlingenförmig um das Mittelhandköpfchen herum, und je stärker gezogen wird, desto fester wird diese Umklammerung, desto größer die Erschwerung der Reposition. Auch die kurzen Muskeln des Daumenballens können sich an dieser Interposition beteiligen, wie sich nicht selten bei einer später folgenden blutigen Operation herausstellt.

Die *Einrenkung* wird in richtiger Weise so vorgenommen. daß zunächst der Daumen im Grundgelenk wieder in Überstreckung gebracht wird. Und in dieser Stellung versucht man, ihn ohne Zug, ja sogar unter Andrücken des Grundgliedes an den Metacarpus, auf dessen Köpfchen draufzuschieben. Der eigene Daumen greift dabei mit seiner Spitze auf das Dorsum der luxierten Grundphalanx und wirkt von hier aus durch direkten Druck. — Die Reposition kann sehr schwierig sein und erst nach langer Mühe und wiederholtem Wechseln der Stellung gelingen. Es kommen auch hin und wieder Mißerfolge vor, *die Einrenkung glückt nicht.* Und aus diesem Mißlingen kann keinem Arzt ein Vorwurf gemacht werden; die folgende *Operation* zeigt in der Regel das absolute Repositionshindernis. Was aber verlangt werden muß, das ist die sofortige Überweisung an den Chirurgen. Ist die Luxation erst veraltet, so werden die Aussichten der blutigen Reposition in bezug auf die Funktion sehr viel schlechter.

Die *Interphalangealgelenke* können an allen Fingern *luxieren.* Meist bleibt der seitliche Bandapparat erhalten, die federnde Fixation ist ganz besonders eindrucksvoll. Erfolgt die Luxation nach volar oder dorsal, so tritt eine sehr deutliche Bajonettstellung auf. Die seitlichen Verrenkungen bestehen meist nur in einer *Verkantung* der Gelenkflächen gegeneinander; der Finger ist in einem Gelenk seitlich abgeknickt. All diese Veränderungen sind sehr augenfällig und machen niemals diagnostische Schwierigkeiten. Auch die Reposition ist sehr leicht und meist ohne Narkose durch einfachen Zug am Finger zu erreichen. Fixationen sind vollständig entbehrlich, Massage und Bewegungsübungen ebenfalls meist überflüssig, da die Verrichtungen des täglichen Lebens genügen, um die Finger wieder völlig beweglich zu machen.

Untere Extremität. Am *Becken* gibt es einfache *Fissuren*, Sprünge in einem der drei Knochen, *Abbrüche vom Rande*, und schließlich *Ringfrakturen*. Die Ursache ist entweder grobe Gewalt mit direkter Wirkung, Stoß mit einer Deichsel oder einem Puffer, Aufschlagen beim Abstürzen, oder aber, der Ring wird als Ganzes auf seine Festigkeit beansprucht, indem der Körper verschüttet, überfahren oder eingeklemmt wird. Die Ringbrüche sind in der Hauptsache Berstungsfrakturen.

Die *Fissuren* in einem der Beckenknochen sind sehr harmlose Verletzungen, die auch nur durch das Röntgenbild erkennbar sind. Sie betreffen einen der Schambein- oder Sitzbeinäste oder auch das Darmbein. Sie heilen in kurzer Zeit aus, ohne einer eigentlichen Behandlung zu bedürfen. Eine Bettruhe von einer Woche genügt, um den ersten Bruchschmerz abklingen zu lassen; dann wird der Patient noch für einige Wochen geschont. Mehr wird im allgemeinen nicht nötig sein.

Die *Abbrüche vom Rande* sind etwas ernster zu nehmen, schon weil das Trauma in der Regel erheblich schwerer gewesen sein wird. Der abgebrochene Teil ist gewöhnlich abnorm beweglich, Muskelansätze haben ihren Halt verloren, der *subcutane Blutverlust* pflegt sehr beträchtlich zu sein. Wie überhaupt die Blutung ins Gewebe bei der Beckenfraktur einen großen und sogar gefährlichen Umfang annehmen kann. Im übrigen stellen die Abbrüche vom Beckenrand auch keine besonderen therapeutischen Ansprüche. Meist ist die *Darmbeinschaufel* betroffen, oder auch einmal das *Tuber ischii*. Solange das Fragment beweglich und der Bruchschmerz heftig ist, wird man den Verletzten im Bett behalten. Im Laufe der dritten Woche wird es meist möglich sein, die Bettruhe abzubrechen. Zu einer operativen Behandlung der Fraktur selbst wird kaum einmal eine Veranlassung bestehen. Dagegen kann eine solche Verletzung *kompliziert* sein durch eine Läsion des Darmes, die Bedingungen der „stumpfen Bauchverletzung" sind ja naturgemäß bei jedem Beckenbruch gegeben. Die Diagnose einer solchen Darmruptur kann sehr schwer sein, zumal ein *retroperitoneales Hämatom* eine beginnende Peritonitis sehr überzeugend vortäuschen kann. Die Verantwortung des Arztes wächst damit in sehr bedrückender Weise. Der Standpunkt, daß mit einer Probelaparotomie nicht viel riskiert sei, ist bei diesen Verletzten mit ihrem schwer beeinträchtigten Allgemeinbefinden durchaus nicht richtig. Die Indikationsstellung erfordert hier ein ganz besonders großes Maß von Wissen und Können bei dem behandelnden Arzt.

Der *Beckenringbruch* ist die ernsteste Form der Fractura pelvis. Gewöhnlich ist die einwirkende Gewalt schon besonders mächtig gewesen, dann aber ist die *Gefahr der Komplikation* sehr groß, die Dislokation der Fragmente kann beträchtlich sein und von sich aus Indikationen stellen, schließlich droht auch von seiten des subcutanen Blutverlustes Gefahr.

Anatomisch werden im wesentlichen unterschieden der Bruch, der vorn durch Schambein und Sitzbein und hinten durch das Darmbein nahe der Kreuzdarmbeinfuge geht, entweder auf der gleichen oder der entgegengesetzten Seite, die *doppelte Vertikalfraktur*, die auch nach MALGAIGNE benannt wird, oder andererseits der Bruch, der sich nur vorn abspielt und beide Sitz- und Schambeinäste betrifft, der *Schmetterlingsbruch*, die Fractura quadruplex. Die Diagnose ist meist schon ohne Röntgenbild zu stellen. Man fühlt mehr oder weniger klaffende Bruchspalten oder vorstehende Fragmente, sieht das große Hämatom und kann als sehr charakteristisches Zeichen die Schmerzhaftigkeit bei seitlicher Kompression des Beckens feststellen. Steht die eine Beckenhälfte nach oben verschoben, erscheint das entsprechende Bein dadurch verkürzt, so wird versucht, diesen Hochstand durch *Extension* auszugleichen. Ein Draht an der Tuberositas tibiae oder ein Pflasterstreckverband am ganzen Bein kann den permanenten Zug vermitteln, und in der Regel ist die Verschiebung leicht auszugleichen. Klafft das zerbrochene Becken sehr stark, so kann ein zirkulärer *Handtuchverband* die Fragmente einander annähern und die Beschwerden lindern. Nach 3—4 Wochen dürften alle Verbände überflüssig sein. Eine Bettruhe von höchstens 8 Wochen wird immer genügen.

Die therapeutischen Ansprüche seitens der Fraktur selbst sind also sehr bescheiden, die Prognose des Beckenbruches an sich kann durchaus gut gestellt werden. Beides ändert sich, sobald es sich nicht allein um die Knochenverletzung, sondern um die häufige und schwere Komplikation durch *Mitbeteiligung der Harnwege* handelt, also um die Zerreißung von Blase oder Harnröhre.

Die *Blasenruptur* kann intraperitoneal erfolgen, oder ins Cavum Retzii hinein. Im ersten Falle kommt es zu einer schwer und meist schnell tödlich verlaufenden *Peritonitis*, im zweiten zu der ebenfalls sehr bedrohlichen *Ownfiltration* des Beckenbindegewebes und der Bauchdecken. Beidemal verlangt der Zustand die schleunige Operation, mindestens die breite Eröffnung der Blase durch die *Sectio alta*, um das Nachfließen des Urins zu verhindern. Liegt der Riß innerhalb der Bauchhöhle, so wird er am besten gleich durch Naht versorgt. Der Urininfiltration wird durch rücksichtsloses Inzidieren bis ins Gesunde Abfluß und Einhalt verschafft. Die Diagnose kann noch vor Eintritt der bedrohlichen Allgemeinerscheinungen dadurch gestellt werden, daß beim Katheterisieren die Blase ohne Mühe aufgefunden wird, sich aber als leer erweist, oder daß der Katheter nur etwas Blut zurückbringt.

Das viel häufigere Ereignis ist die *Verletzung der Harnröhre*. Ihre Pars membranacea ist dort, wo sie das Ligamentum transversum pelvis passiert, sehr fest mit der Umgebung verwoben. Und wenn das Band durch Verschiebung der knöchernen Nachbarschaft einreißt, wird auch die Urethra in Gefahr geraten. Der Verletzte kann kein Wasser lassen, jeder Versuch der spontanen Urinentleerung mißlingt. Hat der Arzt dies Symptom festgestellt, so muß er den *Katheterismus* versuchen, einmal um die Blase zu entleeren, dann aber auch, um diagnostisch weiterzukommen und den Heilplan weiter festlegen zu können. Die Auswahl des Instruments, ob man den weichen oder den harten Katheter vorzieht, ist sehr stark Gewohnheitssache. Für die Praxis hat der Metallkatheter den Vorzug, da er haltbarer und gegen das Auskochen widerstandsfähiger ist. Er ist also nicht nur billiger, sondern auch im Augenblick des Bedarfs sicher betriebsfähig. Außerdem verlangt er nicht die völlig desinfizierte Hand wie der weiche Katheter. Die Gefahr der Verletzung und des falschen Weges ist bei beiden gleichmäßig gering, wenn man nur behutsam vorgeht. Als weicher Katheter kommt nur das Gummiinstrument in Frage, nicht das aus Seidengespinst. Dieser nach NÉLATON benannte Gummikatheter hat aber die erwähnten Nachteile. Außerdem wird er mit dem Alter hart und brüchig, auch wenn er nicht benutzt wird. Und dann besteht die Gefahr, daß er bricht und dadurch neue Komplikationen veranlaßt.

Gelingt der Katheterismus, so wird er meist stark blutigen Urin zutage fördern. Am besten läßt man den einmal in die Blase gelangten Katheter gleich als *Dauerkatheter* liegen und befestigt ihn so, daß er zuverlässig für Abfluß des Urins sorgt. Meist hört die Blutung bald auf, und der Katheter kann auch schon nach wenigen Tagen fortbleiben. Doch ist in den ersten Tagen sorgfältig auf neue Retention zu achten, auch die Gefahr der Urininfiltration besteht zunächst noch weiter.

Mißglückt der Katheterismus, so ergibt sich eine sehr ernste Lage. Die volle Blase steigt immer höher, der Zustand fordert gebieterisch schnelle Hilfe, und diese kann nur chirurgisch sein. Der eine Weg ist der, daß man vom *Damm* her die gerissene Urethra aufsucht und näht. So verlockend der Gedanke zunächst ist, so hat die Operation manche Nachteile. Das Frakturhämatom wird eröffnet, der Eingriff ist technisch sehr schwierig und erfordert häufig weitgehende und mühsame Präparation in dem durchbluteten und gequetschten Gewebe. Die Erfahrung hat gelehrt, daß der *Weg von oben* leichter und ungefährlicher ist. Die Blase wird durch die *Sectio alta* eröffnet, was bei der prallen Füllung meist leicht und ohne Gefahr für das Peritoneum möglich ist. Und dann wird durch kombinierten Katheterismus von vorn und von hinten die Verbindung am Orte der Ruptur hergestellt. Und gelingt dies nicht, so ist doch mit der Sectio alta der Indikation der Blasenentleerung Genüge geschehen.

Diese Eingriffe dürften die dem praktischen Arzte gezogenen Grenzen im allgemeinen überschreiten, er wird wohl nur selten in der Lage sein, einen dieser Operationspläne durchzuführen. Was jedoch *unter allen Umständen* verlangt werden muß, das ist die *Entleerung der Blase.* Ist also der Katheterismus mißlungen, und ist keine sofortige chirurgische Hilfe zur Stelle, so wird zunächst als Operation der Not *die Blase punktiert.* Als Instrument genügt eine lange Kanüle. Diese wird dicht oberhalb der Symphyse in der Mittellinie eingestochen, bis der Urin abfließt. Nebenverletzungen sind nicht gut möglich, da ja die Umschlagfalte des Bauchfells durch die prall gefüllte Blase hochgeschoben ist, das Cavum Retzii sich also weit nach oben ausdehnt. Der kleine Eingriff kann so oft wiederholt werden, bis chirurgische Hilfe möglich ist. Zeigen sich die Symptome einer beginnenden Urininfiltration am Damm oder oberhalb der Symphyse, so ist sofort durch lange und tiefe Incisionen Abfluß zu schaffen.

Zu den Beckenbrüchen gehört auch die sogenannte *Luxatio centralis* der Hüfte. Beim Fall auf den Trochanter oder bei seitlicher Kompression des Beckens wird der Kopf des Hüftgelenks gegen die Pfanne gedrückt, sprengt sie und tritt durch die Fraktur hindurch ins kleine Becken. Oder aber, es bricht die Pfanne ringsum aus ihrer knöchernen Umgebung heraus, und das Hüftgelenk wird als Ganzes ins Becken hinein verschoben. Die leichten Fälle sind nur mit Röntgenbild erkennbar, die schweren zeigen erhebliche Deformierung, auch ist der Kopf, wenn er durch die gebrochene Pfanne hindurchgetreten ist, mitunter vom Rectum her zu palpieren. Ist die Verschiebung erheblich, so soll der Versuch gemacht werden, den Kopf wieder herauszuziehen; also Extension am Bein mit Draht oder Heftpflaster mit einem Hilfszug in der Richtung des Schenkelhalses. Wenn keine wesentliche Dislokation besteht, so genügt funktionelle Behandlung mit Bettruhe nicht über 4—5 Wochen.

Die *Luxation der Hüfte*, die als angeborene Deformität in der Orthopädie eine so große Rolle spielt und auch als Destruktionsluxation oder Pfannenwanderung dem Krankheitsbilde der Coxitis einen besonderen Charakter zu geben vermag, ist in ihrer traumatischen Entstehung nicht eben häufig. Bei alten Menschen bricht durch den entsprechenden Mechanismus der Schenkelhals, bei Kindern der Oberschenkel, und nur im Mannesalter luxiert ab und zu eine Hüfte. Meist sind es sehr gewaltige Verletzungen, die in der Regel nicht eine Bewegung des Beines gegen den Oberkörper, sondern umgekehrt des Körpers gegen das fixierte Bein bedingen. So kann es bei Verschüttungen zur Hüftverrenkung kommen, wenn im Bergbau eine Strecke zu Bruch geht, wenn im Tiefbau das Erdreich einstürzt, oder wenn gestapelte Lasten, Säcke oder Rundhölzer abrutschen.

Maßgebend für den *Typus der Luxation* ist, ob sie in Innen- oder Außenrotation erfolgt. Im ersteren Falle wird der Kopf hinten aus der Kapsel gedrängt, im zweiten vorn. Und zwar ist das Lig. ileofemorale die Grenze, ob wir von einer Luxatio coxae anterior oder posterior zu sprechen haben. In beiden Fällen nun kommt es je nach dem Grade der Beugung, in dem sich die Hüfte befindet, zu einer oberen oder unteren Luxation; je stärker die Beugung, desto tiefer tritt der Kopf aus. Und zwar ist die horizontale Grenze hinten die Sehne des M. obturator internus, vorn der horizontale Schambeinast. Im einzelnen erfolgt bei Innenrotation und starker Beugung also eine L. ischiadica (posterior inferior), bei Innenrotation und Streckung eine L. iliaca (posterior superior), bei Außenrotation und Beugung eine L. infrapubica bzw. obturatorica (anterior inferior) und bei Außenrotation und Streckung eine L. suprapubica (anterior superior). Für alle Formen gemeinsam kann gelten, daß ein gewisser Grad von Abduktion immer notwendig ist.

Die *Diagnose* hat sich in erster Linie an das klassische Zeichen der federnden Fixation zu halten, das hier ganz besonders ausgeprägt zu sein pflegt. Verwechslungen mit einer Schenkelhalsfraktur sind kaum möglich, wenn auf dies Symptom genügend geachtet wird. Die einzelnen

Formen von Luxation ergeben sich aus der Stellung des Beines zum Rumpf. Manchmal ist auch der Kopf in seiner pathologischen Situation tastbar, so bei der L. suprapubica und manchmal der L. iliaca. Zahlenmäßig steht die letztere weitaus im Vordergrunde.

Zur *Reposition* wird der tief narkotisierte Patient auf den Fußboden gelegt, dann werden Hüfte und Knie gebeugt, und in dieser Stellung wird die Einrenkung über den hinteren Pfannenrand versucht. Steht der Kopf nicht von vornherein dort, dann läßt er sich meistens durch Circumduktion dorthin bringen. Zunächst wird man die bestehende Rotationsstellung noch übertreiben und dann in Adduktion deckenwärts das Hineinhebeln in die Pfanne versuchen. Gelingt dies nicht, so glückt die Reposition manchmal durch Zug in Abduktion. Es ist auch hier wieder nützlich, Zugrichtung und Stellung des Kopfes zur Pfanne häufig zu wechseln und sich nicht auf ein Schema festzulegen, in dem es glücken müßte. Oft genug bringt ein kleiner Wechsel plötzlich den gewünschten Erfolg. Zur Nachbehandlung ist keine strenge Fixation nötig. Eine Bettruhe von 8—10 Tagen genügt völlig, in der ersten Zeit kann man beide Beine mit zwei Handtüchern aneinander binden. Leider sind, wie bei der Schulter, die Dauerresultate keineswegs gut. Nur die Minderzahl ist nach Jahren beschwerdefrei und ohne Gelenkveränderungen.

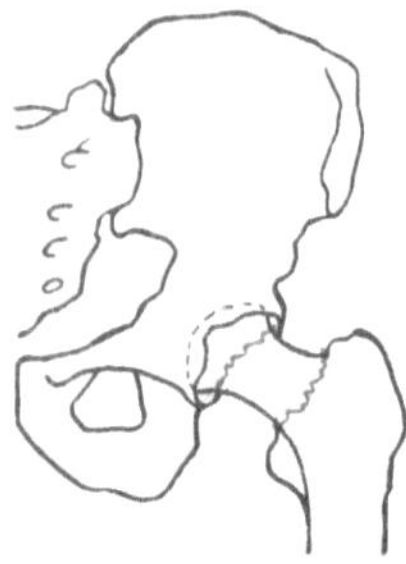

Abb. 32. Bruchlinien der medialen und lateralen Schenkelhalsfraktur.

Unter den Brüchen am oberen Femurende ist die *Schenkelhalsfraktur* von besonderer Bedeutung durch ihre Häufigkeit und die Schwere der Folgen, die so oft zurückbleiben. Die häufig verwendete Einteilung in extra- und intrakapsuläre Frakturen entspricht nicht den anatomischen Verhältnissen, da vorn die Kapsel bis zur Linea intertrochanterica reicht und somit die Schenkelhalsbrüche vorn alle intrakapsulär sind. Außerdem ist es gar nicht das Verhältnis zur Kapsel, welches die beiden Formen so scharf trennt, sondern das verschiedene Ausmaß der Gefäßversorgung; je näher der Bruch dem Kopfe liegt, desto mangelhafter ist diese, desto schlechter also auch die Aussichten auf eine dauerhafte Heilung. Die Trennung in extra- und intrakapsuläre Formen ist deshalb ganz fallenzulassen und durch die Einteilung in *laterale* und *mediale* Schenkelhalsbrüche zu ersetzen (Abb. 32).

Der *Mechanismus* ist ebenfalls ein zweifacher. Wird das Femur durch Fall auf Fuß oder Knie in seiner Längsachse sehr plötzlich beansprucht, so wird der Kopf von unten gegen das Pfannendach gedrückt, und dieses schert oder schiebt die Kopfkappe ab, es entsteht die mediale Form dicht am Gelenk (Abb. 33). Dagegen wirkt beim seitlichen Fall auf die Hüfte die Gewalt in der Richtung des Schenkelhalses, und sie wird versuchen, diesen in seiner Längsrichtung zu verkürzen. Es entsteht also ein Kompressionsbruch. Und da die Hinterwand des Schenkelhalses zerbrechlicher ist als die sehr feste Vorderwand, so wird er hinten stärker zusammengedrückt werden als vorn. Durch diese ungleichmäßige

Kompression ist die eine Komponente der *Coxa vara traumatica* erklärt, indem durch sie eine Verbiegung des Schenkelhalses mit der Konvexität nach vorn bedingt wird. Dieser Typus der lateralen Schenkelhalsfraktur zeigt, wie alle Kompressionsbrüche, eine starke Neigung zur Einkeilung. Die Fragmente sind so fest ineinandergestaucht, daß das Bein nicht selten von der Unterlage erhoben, ja sogar belastet werden kann. Im Gegensatz dazu ist der mediale Schenkelhalsbruch entsprechend dem Entstehungsmechanismus in der Regel vollkommen beweglich.

Das *klinische Bild* läßt sich aus dem Gesagten leicht ableiten. Bei der nichteingekeilten Fraktur besteht meist erhebliche *Verkürzung*, der Schenkel läßt sich gegen das Becken ausgiebig bewegen, oft unter lauter Krepitation. Das Bein, das oben seinen knöchernen Halt verloren hat, fällt nach außen um und liegt extrem *außenrotiert*, so daß der laterale Fußrand die Unterlage berührt. Die Extremität kann nicht erhoben werden. Die eingekeilte Fraktur zeigt naturgemäß keine abnorme Beweglichkeit oder Krepitation, die Verkürzung ist gering, die Außenrotation besteht, und zwar wegen der geschilderten stärkeren Zerbrechlichkeit der Hinterwand. Die Functio laesa kann gering sein oder auch einmal fehlen. Dagegen besteht manchmal eine deutliche Verbreiterung der Trochantergegend mit ausgesprochener Druckempfindlichkeit. Auch ein leichter Schlag auf die Fußrolle wird als schmerzhaft angegeben.

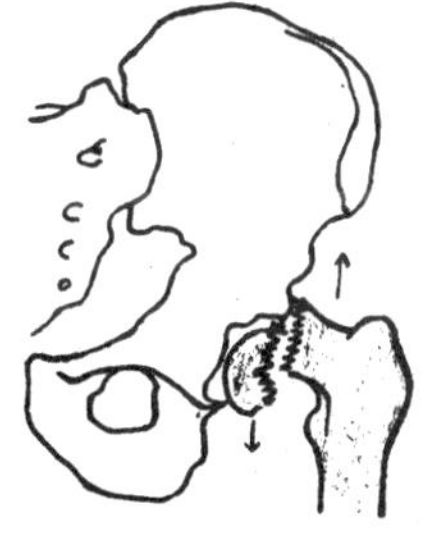

Abb. 33. Mediale Schenkelhalsfraktur durch Abscherung beim Fall auf Fuß oder Knie.

Die *Diagnose* ist meist leicht, Schwierigkeiten macht nur die Unterscheidung der beiden Formen. Und diese ist wichtig genug, um unter allen Umständen eine *Röntgenaufnahme* wünschenswert erscheinen zu lassen. Es kommt auf die Trennung der beiden Typen auch praktisch so sehr viel an wegen der Verschiedenheit der Prognose und damit auch schließlich der Therapie, die wir mit Rücksicht auf den erreichbaren Erfolg einzuleiten haben. Das Abscheren der Kopfkappe vom Hals bedeutet, daß diese von jeder Ernährung abgeschnitten ist, da sie in den überknorpelten Teil des Knochens fällt, also keine Verbindung mit dem gut vascularisierten Periost hat. Und die Arterie des Lig. teres ist bei den alten Leuten, um die es sich ja meistens handelt, fast immer obliteriert. Je weiter der Bruch nach lateral drückt, desto mehr gelangt er in den Bereich der Knochenhaut, desto günstiger werden die Heilungsbedingungen. Und im Trochantergebiet schließlich kann die Callusbildung sogar ganz besonders reichlich werden, zumal es sich um eingekeilte Brüche handelt.

Entsprechend diesen beiden extremen Fällen muß sich auch die Therapie auf zwei Extreme einstellen.

Der *laterale Schenkelhalsbruch* mit seinen günstigen Heilungsbedingungen wird mit *Extension in Abduktion* behandelt, entweder vermittels des Drahtes durch die Tuberositas tibiae oder mit dem Heftpflasterstreckverband. Liegt eine Einkeilung vor, so werden wir sie nicht lösen; der große Vorteil der Fixation und der guten Callusbedingungen durch den festen Kontakt der Knochenteilchen wiegt schwerer als die unwichtige Außenrotation des Beines und die vielleicht bestehende geringfügige Verkürzung. Der Streckverband hat also hier nicht den Zweck, eine Deformität zu korrigieren, sondern er soll lediglich den Bruch in schonender und unstarrer Weise ruhigstellen. Es genügt dementsprechend auch eine Belastung von 5—8 kg. Die Abduktion ist bei allen Brüchen am oberen Femurende indiziert, weil erfahrungsgemäß immer die Gefahr der Adduktion und damit der Coxa vara besteht. Die Abduktion wird geeignet sein, diese Neigung zu bekämpfen, den Winkel zwischen Hals und Schaft aufzubiegen, ihn zu vergrößern. Der Verband bleibt 4—6 Wochen liegen, dann wird bei fortdauernder Bettruhe fleißig massiert und bewegt. In der siebenten Woche darf der Patient auf der Bettkante sitzen, in der achten aufstehen. Fortlaufende Röntgenkontrolle der Callusentwicklung ist sehr erwünscht, um die Festigung des Bruches und die Tragfähigkeit des Knochens beurteilen zu können.

Diesem äußerst günstigen Falle der lateralen eingekeilten Schenkelhalsfraktur steht als *ungünstiges Extrem* das Abscheren der Kopfkappe bei einem greisenhaften Menschen gegenüber. Die Aussichten einer knöchernen Heilung sind gering. Es bildet sich durch Abschleifen der Bruchflächen und teilweise Resorption der Kopfkappe und des Halsrestes eine *Pseudarthrose* aus. Die bindegewebige Fixation ist höchst unvollkommen, der Femurschaft steigt infolgedessen am Becken hoch, die abgeschliffene Bruchfläche artikuliert irgendwo sehr unsicher mit der schrägen Ebene des Darmbeins, unter lautem Krachen und manchmal sehr beträchtlichen Schmerzen ist eine gewisse Beweglichkeit des Oberschenkels gegen das Becken möglich. Die Verkürzung wird immer stärker, das atrophische und außenrotierte Bein wird außerdem in Adduktion gezogen, und das Endresultat ist anatomisch wie funktionell sehr traurig.

Die *Behandlung* ist entsprechend schwierig und undankbar. Gerade in letzter Zeit sind Vorschläge gemacht worden, die noch stark umstritten sind. Nach Whitman wird das Bein in Abduktion und Innenrotation eingegipst, und zwar von den Zehen bis unter die Achseln. Es sind gute Resultate damit beschrieben; doch ist die Behandlung sehr angreifend, zumal es sich meist um alte Leute handelt, die den schweren und unbequemen Gipsverband schlecht vertragen. Die operative Behandlung mit einem dreikantigen Nagel von Smith-Petersen wird neuerdings auch empfohlen. Sie bewirkt eine sehr feste Verbindung der Bruchstücke und ermöglicht ein frühes Belasten. Beide Methoden, der große Gipsverband wie die Nagelung, dürften dem Chirurgen vorbehalten und auch nur in stationärer Behandlung durchführbar sein. Man hat auch das zentrale Fragment, also die Kopfkappe, exstirpiert und den Stumpf des Halses in die Pfanne eingestellt. Die Resultate sind jedoch nicht gut, die Methode ist wieder verlassen.

Dagegen kann es notwendig sein, in irgendeiner Form eine *ambulante Behandlung* durchzuführen, sei es, daß die Sorge vor Pneumonie und

Decubitus ein langes Krankenlager bedenklich erscheinen läßt, oder daß Alter und Allgemeinbefinden, vielleicht auch Fettleibigkeit oder senile Demenz einen operativen Eingriff verbieten. Für diesen Fall ist eine Behandlung mit einem *Gehgipsverband* oder besser mit einem *Schienenhülsenapparat* ein nicht sehr aussichtsreicher aber doch möglicher Weg zu dem Ziel, diese alten, sehr schwer beschädigten Menschen wieder auf die Beine zu bringen. Krücken sind nach Möglichkeit zu vermeiden und durch die Teufelschen Gehbänke und später durch kräftige Stöcke zu ersetzen. Bestenfalls wird der Patient allmählich den Apparat fortlassen und mit dem kranken Beine auftreten. Dann wird die Verkürzung zunehmen, und eine Erhöhung der Sohle wird nötig. Aber das ist nicht zu ändern. Die ganze Behandlung ist ein Kompromiß, und es handelt sich nicht darum, ein gutes, sondern ein erträgliches Resultat zu erreichen.

Zwischen dem extrem günstigen und dem ganz ungünstigen Falle liegen alle Übergänge. Es wird manchmal die zielbewußte Frakturbehandlung mit Extension in Abduktion eingeleitet werden, bis unter dem Druck allgemeiner Indikationen diese Therapie abgebrochen und durch eine Kompromißbehandlung ersetzt werden muß. Es kommt eine Pneumonie dazwischen, ein Decubitus, eine seelische Depression, ein Nachlassen des allgemeinen Ernährungszustandes durch schlechten Appetit, hartnäckige Obstipation, schwere Schlaflosigkeit, die Bettruhe muß abgebrochen und unter Verzicht auf gutes anatomisches Resultat muß eine ambulante Behandlung eingeleitet werden.

Bei jugendlichen Personen kommt die *Epiphysenlösung der Kopfkappe* vor, die anatomisch der medialen Schenkelhalsfraktur entspricht, klinisch aber sich in bezug auf die knöcherne Heilung wesentlich günstiger verhält. Allerdings ist anzunehmen, daß diese Verletzung wenigstens für einen Teil der Fälle von Coxa vara verantwortlich zu machen ist. Dementsprechend wird die Epiphysenlösung auch durch Extension in starker Abduktion behandelt, um durch das Aufbiegen des Halsschaftwinkels der Ausbildung der Coxa vara entgegenzuwirken. Die Heilung ist in 4—6 Wochen zu erwarten.

Je weiter lateral die Schenkelhalsfraktur rückt, desto mehr tritt sie in das Gebiet der *Trochanterbrüche*. Hier kommen isolierte Abrisse des großen wie des kleinen Rollhügels vor, die ohne Röntgenbild schwer zu diagnostizieren sind. Sie sind praktisch nur in bezug auf die Begutachtung wichtig, da sie keine Behandlung, sondern nur eine Schonungszeit verlangen. Ein funktioneller Ausfall ist nicht zu erwarten, obwohl die abgerissenen Fragmente immer mit Dislokation und nur fibrös anheilen.

Häufig und wichtig ist die *pertrochantere Fraktur*, die nicht selten im Sinne des Biegungsbruches in der Konkavität des Halses ein ausgebrochenes Rhombusfragment aufweist. Dieses pflegt den Trochanter minor zu enthalten. Die Diagnose ist aus der heftigen Druckempfindlichkeit der Rollhügelgegend und ihrer oft erheblichen Verbreiterung im Verein mit den übrigen Symptomen der Oberschenkelfraktur meist leicht zu stellen. Die Behandlung entspricht der des lateralen Schenkelhalsbruches: Extension in starker Abduktion. Die Callusbildung ist reichlich, manchmal exzessiv, die knöcherne Heilung sehr fest, so daß die Belastung schon nach 7—8 Wochen erfolgen kann.

Was unterhalb des Trochantermassivs geschieht, gehört in das Gebiet des *Oberschenkelschaftbruches*. Bei meßbarer und oft sehr augenfälliger Verkürzung besteht kein Hochstand des Trochanters über der ROSER-NÉLATONschen Linie.

Die *subtrochantere Fraktur* kommt meist durch *Torsion* zustande. Das Bein ist fixiert, etwa in einer hartgefrorenen Wagenspur beim Ski-

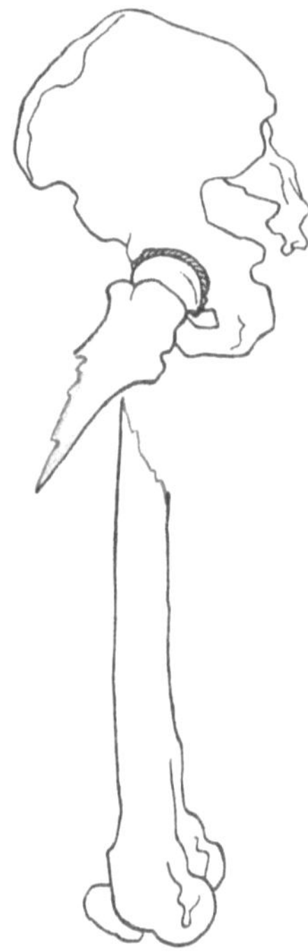

Abb. 34. Subtrochantere Oberschenkelfraktur von der Seite gesehen, Verschiebung des oberen Fragments im Sinne der Beugung.

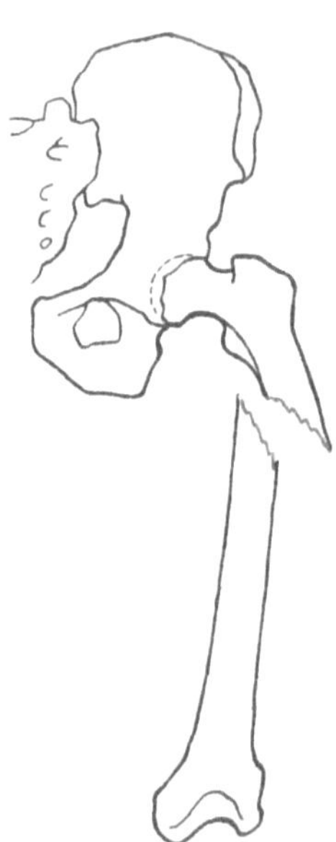

Abb. 35. Subtrochantere Oberschenkelfraktur von vorn gesehen, Verschiebung des oberen Fragments durch Abduktion.

laufen oder im Erdreich bei einer Verschüttung, und der Körper wird gegen das unbewegliche Bein mit großer Gewalt gedreht. Die Bruchlinie verläuft entsprechend dem Mechanismus *spiralig*, die Fragmente sind sehr lang und spitz, die Dislokation ist dank dem starken Zug des dicken Muskelzylinders und der besonderen Anordnung der Muskelansätze an den Fragmenten sehr schwer und sehr charakteristisch. Es steht nämlich das sehr kurze zentrale Bruchstück unter der Wirkung des Psoas (Abb. 34) und der Glutäalmuskulatur (Abb. 35), die es im Sinne der *Beugung* und der *Abduktion* verziehen, während das periphere Fragment unter den starken Einfluß der Adduktorengruppe gerät. Da die Stellung des kurzen zentralen Fragmentes wegen seiner Kleinheit und wegen seiner Lage tief in der Hüftmuskulatur therapeutisch nicht verändert werden kann, so besteht die einzige Möglichkeit der anatomischen Wiederherstellung des Femur darin, daß man das periphere Bruchstück in die Verlängerung des zentralen stellt, also in Flexion und Abduktion, und in dieser Richtung extendiert. Die notwendige hohe Belastung mit 10—15 und auch einmal 20 kg erfordert nicht selten einen *Gegenzug*, den man am besten durch Hochstellen des Fußendes bewirkt, dann wirkt die Last des Körpers auf der schiefen Ebene des Bettes als Gegengewicht. Die Extension bleibt so lange liegen, bis der Bruch fest ist, was sich in der Regel ohne Schwierigkeit konstatieren läßt. Dieser Zeitpunkt wird im Mittel in der fünften Woche erreicht sein. Mit der

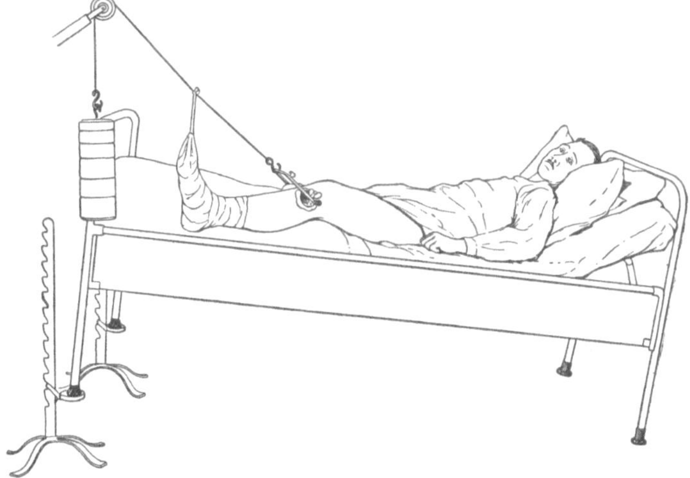

Abb. 36. Drahtextension an der Tuberositas tibiae beim Oberschenkelbruch. Aufhängung des Fußes an der Extension, das Fußende des Bettes ist hochgestellt.

Belastung wird am besten so lange gewartet, bis das Bein frei von der Unterlage erhoben werden kann, was etwa in der siebenten bis neunten Woche möglich ist.

Während der Behandlung ist sorgfältige Kontrolle des erreichten Resultates notwendig, auf alle Fälle durch Augenmaß und Maßband, noch besser durch *Röntgenaufnahmen mit dem fahrbaren Apparat bei liegender Extension.* Wie bei allen Brüchen des Oberschenkelschaftes läßt sich zur Technik sagen, daß die Drahtextension zu erstreben ist, und daß der Heftpflasterstreckverband nur noch als Notbehelf gelten darf.

Damit ist eigentlich bereits alles Notwendige über den *Bruch der Oberschenkeldiaphyse* gesagt. Die Diagnose ist sehr leicht, und zwar fast immer schon durch den Anblick zu stellen, wenn nicht sogar der Patient schon selbst seinen Zustand richtig erkannt hat. Es handelt sich meist um Querbrüche, die unter dem Zuge des Muskelzylinders sich sehr deutlich dislozieren. Besonders augenfällig pflegt die Verkürzung zu sein. Als Therapie kommt nur die *Extension* in Frage, und zwar mit

Bevorzugung des *Drahtzuges an der Tuberositas tibiae.* Die Zuganordnung ermöglicht die Lagerung in Semiflexion von Hüfte und Knie, sowie die Abduktion in der Hüfte. Wird der Fuß mit einer einfachen Klebevorrichtung an dem Zugseil mit aufgehängt, so wird dadurch der Spitzfußneigung sehr wirksam entgegengetreten.

Auch bei *Kindern* ist die gleiche Extensionstechnik anwendbar, nur sind bei der Anlegung des Drahtes *die Epiphysenlinien zu vermeiden.* Die Tibiadiaphyse ist aber sehr gut als Angriffspunkt für die Drahtextension zu gebrauchen. Wo beim Kinde Bedenken gegen den Draht bestehen, läßt sich auch mit dem Heftpflasterstreckverband arbeiten. Zu empfehlen ist die Extension in der Vertikalen, besonders bei kleinen Kindern. Die Möglichkeit, den Verband sauber zu halten, ist allein ein sehr großer Vorteil. Die bequeme Gegenextension durch das Gewicht des aufliegenden Körpers, die gute Entspannung der Hüftbeuger, und schließlich die Sicherheit, daß der Zug konstant wirkt, und daß am Verbande von dem Kinde nichts geändert werden kann, sind weitere sehr wesentliche Gewinne. Die Gewichte dürfen nicht über dem Körper hängen, damit nicht beim Reißen der Schnur oder beim Abrutschen der Gewichte Verletzungen entstehen. Die Höhe der Belastung ist so zu bemessen, daß das Gesäß der kleinen Patienten eben schwebt.

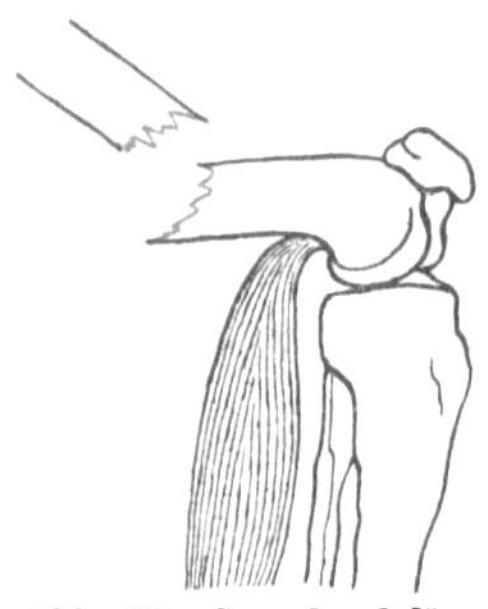

Abb. 37. Suprakondyläre Oberschenkelfraktur mit typischer Dislokation des unteren Fragments nach hinten.

Mit dem Ausgleich der Verkürzung verschwinden gewöhnlich auch die anderen Dislokationen. Bleibt eine übrig, so sind die besprochenen Hilfszüge anzuwenden. Doch besteht kein Zweifel, daß der Querzug nicht ganz ungefährlich ist, ein seitlicher Druck auf die Gefäße kann sehr wohl das Eintreten einer Thrombose begünstigen. Auf den *Spitzfuß* ist ganz besonders zu achten. Die sehr einfache Gegenmaßnahme durch Aufhängen des Fußes am Zugseil der Drahtextension war erwähnt. Erfahrungsgemäß werden auch Verdrehungen der Fragmente leicht übersehen, und eine bleibende Außen- oder Innenrotation verdirbt dann das sonst befriedigende Behandlungsresultat.

Je tiefer die Femurfraktur rückt, je länger das obere Bruchstück wird, desto geringer wird der Einfluß der Flexoren und Abduktoren auf dies obere Fragment, der der Adduktoren auf das untere Fragment. Dafür gerät das distale Bruchstück unter die Wirkung einer neuen Muskelgruppe, nämlich der Gastrocnemiusköpfe, die ja von den Femurkondylen entspringen und das untere kurze Bruchstück nach hinten kanten (Abb. 37). Die scharfe Bruchfläche, welche direkt nach hinten sieht, bedroht ernstlich die Nerven und Gefäße der Kniekehle.

Die *Diagnose dieser suprakondylären Femurfraktur* ist leicht wie bei allen Schaftbrüchen. Die Behandlung muß die Dislokation des unteren Fragments besonders berücksichtigen. Eine starke Flexion des Kniegelenks entspannt die Beuger und nähert die Achsenstellung des unteren

Fragments der der oberen an. Doch bleiben Fälle übrig, bei denen die Verschiebung sich nicht ausgleicht. Ein direkter Druck von hinten auf das untere Bruchstück ist nicht ungefährlich, weil das Gefäßnervenbündel unmittelbar hinter der Bruchfläche liegt. Ein ziemlich sicheres Mittel zur Beseitigung der Dislokation besteht darin, daß man etwas unterhalb der Fraktur einen *zweiten Draht* durch das untere Fragment bohrt, und dieses durch direkten Zug nach vorn, also bei Bettruhe deckenwärts, zu reponieren sucht. Zur blutigen Operation wird man sich am Oberschenkel, zumal in der Nähe des Kniegelenks, nur im äußersten Notfall entschließen.

Die *Frakturen im Bereich des Kniegelenks* können sehr mannigfache Formen annehmen. Sie betreffen beide Gelenkkörper, also die Femurkondylen wie den Tibiakopf, und außerdem das Sesambein des Kniegelenks, die Patella. Die Kondylenbrüche an Femur und Tibia entstehen durch Aufstauchen der unteren Extremität, oder durch seitliches Knicken des Knies, oder durch eine Kombination beider Momente. Die Gewalt kann die Oberschenkelknorren einzeln oder gemeinsam absprengen. Dann entstehen isolierte Abbrüche, oder T-, Y- und V-Frakturen. An der Tibia treibt gewöhnlich der empordrängende Schaft den Kopf auseinander, so daß schließlich die Diaphyse mit ihrer Bruchfläche mitten in den Trümmern der Condylen steht. Oder aber es wird am Rande ein Teil des Kopfes seitlich abgesprengt und zwar, je nachdem das Gelenk beim Aufprallen in Valgus- oder Varusstellung gestanden hat, auf der lateralen oder medialen Seite. Und schließlich können auch durch starke Anspannung der Seitenbänder Rißbrüche der Epicondylen zustande kommen, oder durch Zug der Ligamenta cruciata die Kreuzbandhöcker abreißen.

Das *klinische Bild* ist meist klar. Die Kniegegend ist durch den Erguß mächtig angeschwollen. Da dieser auch das Gelenkinnere betrifft, so ist die Kniescheibe abgehoben, sie „tanzt". Einer der beiden Gelenkkörper ist heftig druckempfindlich, und es besteht als ein sehr eindrucksvolles Symptom die *seitliche Beweglichkeit im Knie*. Das Gelenk, das normal gegen Wackelbewegungen sehr zuverlässig gesichert ist, läßt sich ab- und adduzieren, häufig unter Krepitation am Orte der Druckempfindlichkeit. In der Regel läßt sich sehr deutlich unterscheiden, ob diese abnorme Beweglichkeit über oder unter dem Gelenkspalt lokalisiert ist.

Die *Behandlung* richtet sich nach dem Grade der Dislokation. Besteht eine nicht hochgradige Verschiebung, die sich gut reponieren läßt, so kann man einen *Gipsverband* bis über die Mitte des Oberschenkels anlegen, entweder als *lange U-Schiene*, die oben mit ein paar Zirkeltouren festgelegt wird, oder auch als zirkulären Gipsverband. Mit dieser Fixation kann der Patient dann bald aufstehen. Die Konsolidierung kann etwa in der sechsten Woche erwartet werden. Bei der Reposition ist besonders auf die seitliche Verschiebung der auseinandergesprengten Gelenkteile zu achten, die nach Möglichkeit durch seitliche Kompression zu beheben ist. Besteht ein großer Erguß im Kniegelenk, so wird er durch Punktion entleert. Im Verbande ist besonders zu berücksichtigen, daß keine Achsenknickung im Sinne der Valgus- oder Varusstellung übersehen wird.

Bei groben Zertrümmerungen des Gelenkes kann der *Streckverband* vorzuziehen sein. Sind die Fragmente stark ineinandergestaucht, so wird ein kräftiger Zug am Calcaneus die Bruchstücke distrahieren und auf diese Weise zur Reposition beitragen. Später kann dann die Extension durch den Gipsverband ersetzt werden.

Schließlich wird auch die *operative Behandlung* bei diesen Gelenkbrüchen in Frage kommen, wenn etwa ein Fragment völlig abgelöst im Knie liegt und sich zu einem freien Körper, einem *Corpus mobile*, entwickelt. Die Beschwerden sind sehr charakteristisch, der freie Körper legt sich wie ein Bremsklotz zwischen die artikulierenden Flächen und blockiert das Gelenk. Die Einklemmung läßt sich wohl durch pendelnde und schüttelnde Manöver beseitigen, doch sind die Patienten durch das Plötzliche und Unberechenbare dieser Störung sehr belästigt. Außerdem leidet das Gelenk auf die Dauer schwer durch die wiederholten Einklemmungen, es kommt zur Arthrosis deformans, und die zu spät beschlossene und ausgeführte Operation ergibt kein befriedigendes Resultat mehr. Sobald die Diagnose des freien Körpers gestellt ist, soll mit dem Eingriff nicht gezögert werden.

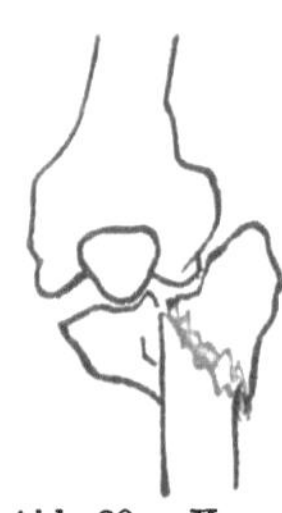
Abb. 38. Kompressionsbruch des Tibiakopfes.

Als Reste der *Kniegelenksbrüche* kann neben mehr oder weniger erheblichen Versteifungen und Verbiegungen im Sinne des X oder O auch eine *seitliche Wackelbeweglichkeit* des Knies übrigbleiben, die recht lästig ist. Ein Schienenhülsenapparat, der die seitliche Führung des Gelenks übernimmt, wird in manchen Fällen nicht zu entbehren sein. Der Riß der Kreuzbänder oder der Abbruch der Eminentia intercondylica zeigt das sehr charakteristische „Schubkastenphänomen“: der Unterschenkel läßt sich gegen den Oberschenkel von vorn nach hinten verschieben. Die sehr eingreifenden Operationen werden kaum bessere Erfolge erzielen als die konservative Behandlung.

Zu den Gelenkbrüchen im Bereich des Knies gehört auch die *Patellarfraktur*. Sie entsteht auf zwei sehr verschiedenen Wegen, entweder durch Aufschlagen der Kniescheibe, — etwa gegen die Kante einer Treppenstufe oder als typische Automobilverletzung beim Zusammenstoß durch Anprallen des Knies gegen die Steuersäule, — und zweitens durch Muskelzug der Kniestrecker als Rißfraktur.

Der erste Mechanismus ist ohne weiteres klar; die Patella wird durch die direkt wirkende Gewalt gesprengt, sie platzt in mehrere Stücke und es entsteht der *Sternbruch*. Man fühlt die Bruchlinien, die Kniescheibe ist sehr druckempfindlich, es besteht ein deutlicher Gelenkerguß. Eine erhebliche Dislokation pflegt zu fehlen. Die Behandlung kann sicher konservativ sein. Eine Kniepunktion kann nötig werden, dann eine leichte Fixation von 10—14 Tagen, anschließend Massage, Medikomechanik, frühes Abbrechen der Bettruhe.

Der *Querbruch der Patella* durch Muskelzug stellt einen sehr typischen Mechanismus dar. Der Quadriceps wird, durch Zusammentreffen von

Umständen, zu maximaler Kontraktion veranlaßt; er sowohl wie das Lig. patellae halten gewöhnlich diese Beanspruchung aus. Was nachgibt, ist entweder die Kniescheibe, die quer durchreißt (Abb. 39) oder seltener die Tuberositas tibiae, die durch den abnormen Muskelzug vom Schienbein abgerissen wird.

Das *klinische Bild* ist gewöhnlich unverkennbar. Die beiden Fragmente liegen weit auseinander, oft um die Breite von 3—4 Querfingern, der Finger tastet im Bruchspalt dicht unter der Haut das Condylenmassiv des Oberschenkels. Im Knie findet sich ein starker Erguß, das Gelenk kann nicht gestreckt, der Unterschenkel nicht aufgehoben werden.

Maßgebend für den einzuschlagenden *Behandlungsweg* ist die Tatsache, daß nicht nur die Kniescheibe, sondern der ganze Streckapparat des Kniegelenks zerrissen ist. Je weitgehender diese Zerstörung ist, desto weniger Aussicht besteht auf eine Restitutio ad integrum durch konservative Maßnahmen, und desto leichter werden wir uns zur *blutigen Operation* entschließen. Die Erfahrung lehrt, daß in der Mehrzahl der Fälle dieser Eingriff nicht zu umgehen ist. Die Kniescheibe wird durch einen oberen Bogenschnitt freigelegt, der Riß in der Vorderwand der Kapsel wird von beiden Seiten bis an die Bruchstelle mit engen Seidenknöpfen verschlossen. Ist dies geschehen, so legen sich die Bruchstücke sehr glatt aneinander, und wenn das durchrissene Periost an der Vorderseite mit feinen, engen Nähten vereinigt ist, so genügt dies völlig. *Die Drahtnaht ist überflüssig.* So verlockend die Operation durch ihre technische und anatomische Einfachheit ist, so dringend ist dem praktischen Arzt ohne spezialistische Ausbildung und ohne chirurgische Ausrüstung davon abzuraten. Es wird nicht nur ein Frakturgebiet, sondern auch ein großes Gelenk eröffnet, die Folgen einer Infektion sind unabsehbar. Nur wer seiner Asepsis ganz sicher ist, darf an solche Operationen herangehen.

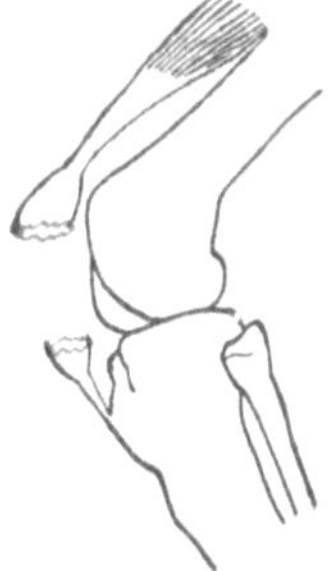
Abb. 39. Rißbruch der Kniescheibe.

Die *Nachbehandlung* hat eine zu lange Immobilisierung zu vermeiden. Die nach der Operation angelegte Schiene kann nach 10 Tagen fortbleiben, in der dritten Woche beginnen vorsichtige Bewegungsübungen, in der fünften darf der Patient aufstehen. Wie immer fällt ihm in der Nachbehandlung der wesentliche Teil der Aufgabe zu. Die *aktiven Bewegungen* sind die Hauptsache, der Gesundungswille des Verletzten trägt das meiste dazu bei, daß das Knie wieder beweglich wird.

Die subjektive Note in der Indikationsstellung zur blutigen Frakturbehandlung läßt sich auch bei der Naht des Kniescheibenbruches nicht verleugnen. Sicher ist, daß es Fälle gibt, die nur der funktionellen Behandlung bedürfen; dazu gehören die Sternfrakturen durch direkte Gewalt, bei denen keine große Diastase besteht, die andererseits aber durch die mehrfache Zersprengung des Knochens und die mannigfaltigen Bruchlinien der Naht sehr beträchtliche Schwierigkeiten entgegensetzen. Ebenso sicher ist, daß bei den Rißbrüchen mit einem Bruchspalt, in dem drei Querfinger Platz haben, die absolute Indikation zur Naht gegeben ist. Dazwischen liegen wie immer Fälle, in denen man zweifelhaft sein kann, und bei denen die gewisse subjektive Note den Ausschlag gibt. Darüber aber muß man sich klar sein, daß es sich immer nur um die *Entscheidung zwischen diesen beiden Extremen, der rein funktionellen und der operativen Therapie* handelt. Von den übrigen Methoden ist nichts zu erwarten. Keine Lagerung, keine Form der Fixation und kein Verband wird die Stellung der Fragmente beeinflussen können.

Statt des Querbruches der Patella kann durch übermäßige Kontraktion des Quadriceps auch ein *Abriß der Tuberositas tibiae* eintreten. Die Diagnose ist in der Regel auch ohne Röntgenbild sehr leicht. Die Behandlung wird operativ sein müssen, das abgerissene Knochenstück wird durch Naht oder Nagel fixiert. Auch die noch seltenere Ruptur des Quadriceps und des Lig. patellae ist operativ zu behandeln.

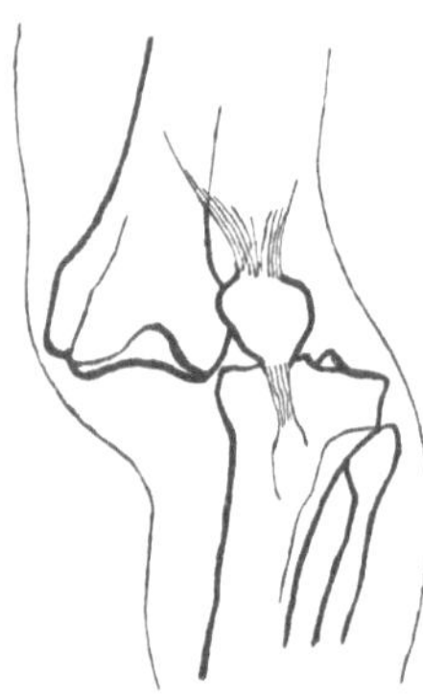
Abb. 40. Verrenkung des Unterschenkels im Knie nach lateral.

Die *Luxationen im Knie* sind seltene Verletzungen. Der Unterschenkel kann nach vorn und hinten, nach medial und lateral luxieren. Außerdem gibt es die Verrenkung der Patella, die ebenfalls hierher zu rechnen ist.

Die *Luxationen des Unterschenkels* sind deshalb so ernste Verletzungen, weil einmal der sehr straffe Bandapparat nur nach sehr umfangreicher Zerstörung überhaupt eine Luxation zuläßt, das Gelenk also stets durch die Verrenkung ganz außerordentlich in seiner Funktion, besonders in seiner Standfestigkeit leidet. Dann aber hat die Hautbedeckung des Knies wohl Raum für die beiden Gelenkkörper, solange sie achsengerecht aufeinanderstehen. Treten sie aber neben- oder voreinander (Abb. 40), so wird der Schlauch häufig zu eng, die Haut platzt, und es kommt zur komplizierten Luxation. Das bedeutet unter allen Umständen eine sehr ernste Verletzung. Große Gelenkkörper sind in breiten Kontakt mit der Außenwelt geraten, das Knie ist eröffnet, die Gefahr der Gelenkinfektion ist sehr groß. Und was eine eiterige Kniegelenkentzündung für die Funktion und weiter die Erhaltung des Beines, ja des Lebens bedeutet, ist zur Genüge bekannt.

Ist die Verletzung *frisch*, also nicht älter als 8 Stunden, so muß der Versuch der *primären Wundversorgung* gemacht werden; also Excision der Wundränder, Beschickung der Gelenkhöhle mit Phenolcampher, Wundnaht. Sind mehr als 8 Stunden vergangen, ist die Wunde grob verschmutzt, dann wird die primäre Resektion eines solchen Gelenkes nicht zu umgehen sein.

Die *einfache Luxation* im Knie ist leicht zu erkennen und auch meist unschwer zu reponieren. Doch bedingt die schwere Zerstörung des Kapsel- und Bandapparates in der Regel ein ziemlich schlechtes funktionelles Resultat. Besonders bleibt leicht eine *seitliche Beweglichkeit* übrig. Lange Bettruhe und auch eine ausgiebige Immobilisierung wird nicht zu umgehen sein, selbst wenn damit ein höherer Grad von Versteifung in Kauf genommen werden muß. In vielen Fällen wird das Tragen eines Schienenhülsenapparates notwendig werden. Neuerdings wird sofortige Operation empfohlen, Naht der zerrissenen Bänder und Kapselteile. Vielleicht werden sich dadurch die Resultate verbessern lassen.

Die *Luxation der Patella* ist bei weitem keine so ernste Verletzung, sie ist aber deshalb ein sehr unangenehmes Ereignis, weil sie ganz besonders dazu neigt, habituell zu werden. Die Ursache dafür dürfte darin zu suchen sein, daß zweifellos gewisse disponierende Momente vorhanden sein müssen, um überhaupt ein Zustandekommen der Luxation zu ermöglichen, abnorme Kleinheit des lateralen Condylus, über den die Patella mit Vorliebe herausspringt, Genu-valgum-Stellung, Schlaffheit des ganzen Kapselapparates. Außer der lateralen und der sehr viel selteneren medialen Luxation gibt es noch die vertikale und die sehr seltene totale, d. h. die Drehung der Kniescheibe um ihre Längsachse, und zwar um 90 Grad bzw. 180 Grad. Dann sieht die Patella, je nachdem mit einer ihrer scharfen Seitenkanten oder sogar mit der überknorpelten Hinterfläche nach vorn.

Der *Mechanismus* ist meist direkt — seitlicher Stoß gegen die Patella — oder auch indirekt: passive Beugung des Knies bei kontrahiertem Quadriceps, wobei Abduktion des Unterschenkels oder Valgusstellung im Knie begünstigend wirken muß. Diagnostische Schwierigkeiten können die vertikalen und totalen Formen machen, indem hier mitunter schwer erkennbar ist, in welchem Sinne die Drehung erfolgt ist. Die Reposition ist gewöhnlich nicht schwer, sobald der Quadriceps durch Beugung der Hüfte und Streckung des Knies entspannt ist. Die häufig zurückbleibende Neigung, habituell zu werden, läßt sich operativ bekämpfen. Von Bandagen ist nicht viel zu erwarten.

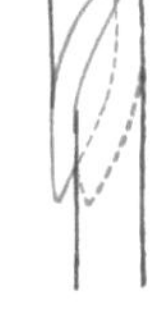

Abb. 41. Flötenschnabelbruch der Tibia.

Die *Fraktur des Unterschenkels* entsteht meist durch Biegung oder Torsion. Dabei liegen die Brüche von Tibia und Fibula häufig in ganz verschiedener Höhe, und die genaue Diagnose erfordert eine sehr sorgfältige Untersuchung. Ist die Tibia mit sehr schräger Bruchlinie frakturiert, dann kann die scharfe Spitze, die dicht unter der Haut liegt, die Weichteile von innen durchbohren und eine Komplikation infolge Durchspießung herbeiführen. Von der Form dieses zugespitzten Fragmentes ist der Name der *Flötenschnabelfraktur* entnommen (Abb. 41). Sie sind häufig gleich durch die verletzende Gewalt sehr stark disloziert. Die Weichteiltrennungen und der Bluterguß pflegen sehr erheblich zu sein. Die Gefahr der sekundären Komplikation durch unvorsichtigen Transport oder durch nachträgliche Hautnekrosen ist recht groß.

Für den *komplizierten Unterschenkelbruch* gilt wie überall das Prinzip, daß er in *erster Linie eine Wunde, in zweiter eine Fraktur* ist. Es werden, sofern die Wundinkubation der 8 Stunden nicht überschritten ist, die Wundränder excidiert, die Wunde primär durch Naht geschlossen. Wird die operative Sterilisierung der Wunde nicht für ausreichend gehalten, so ist gegen die Anwendung eines Antisepticums, etwa des Phenolcamphers, nichts einzuwenden. Die Immunisierung gegen Tetanus darf nicht vergessen werden, zumal bei Straßenverletzungen und landwirtschaftlichen Unfällen. Die primäre Knochennaht der komplizierten Fraktur wird für den praktischen Arzt nicht in Frage kommen. Höchstens könnte einmal die Verzahnung der Bruchstücke in der Wunde, die „blutige Stellung" der Fraktur zur Erörterung stehen. Ist die Verletzung älter als 8 Stunden, so werden wir schweren Herzens auf die Hautnaht verzichten, die Wunde offenlassen und nach den Grundsätzen der allgemeinen Chirurgie verfahren.

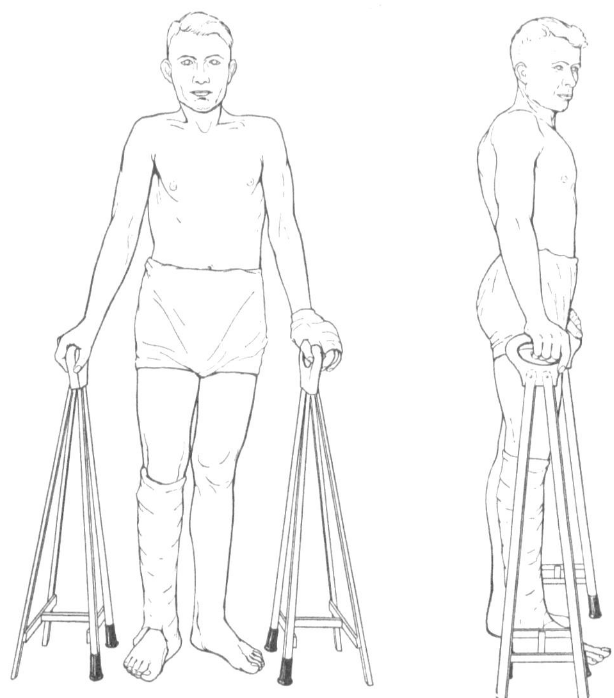

Abb. 42. U-förmige Gipsschiene bei der Unterschenkelfraktur, TEUFELsche Gehbänkchen.

Für die *Behandlung* der Fraktur stehen zur Verfügung die Extension und der fixierende Verband.

Zu erstreben ist die zweite Methode, die *Ruhigstellung im Gips nach erfolgter Reposition*. In Narkose werden die Bruchstücke sorgfältig aufeinandergestellt, das gewonnene Resultat wird festgehalten, am einfachsten durch die *U-förmige Gipsschiene*, welche den Unterschenkel auf beiden Seiten fixiert und unten steigbügelförmig den Fuß umgreift. Das Knie bleibt frei, leichte Polsterung der Knöchel und oben am Schienbeinkopf und Wadenbeinköpfchen (Abb. 42). Eine Röntgenkontrolle stellt fest, ob die Reposition gelungen ist, sonst wird der Versuch wiederholt. Steht die Fraktur gut, so darf der Patient schon am Ende der ersten Woche aufstehen und das Bein belasten; die Gehbänkchen von

TEUFEL tun dabei gute Dienste, bis sie durch Stöcke ersetzt werden. Die Schiene bleibt 3 Wochen liegen, dann wird sie abgewickelt, die Festigung wird kontrolliert, eine neue Schiene angepaßt, falls die alte zu weit oder weich geworden ist. Und nun wird mit Massage und Bewegungen begonnen. Ist die Fraktur fest, federt sie nicht mehr, so wird die Schiene fortgelassen und durch eine elastische Binde ersetzt.

Auch die komplizierte Fraktur läßt sich gut so behandeln. Doch wird man hier mit dem Aufstehen etwas länger warten. Immerhin kann, wenn Fieberkurve und Allgemeinbefinden für aseptischen Verlauf sprechen, auch die komplizierte Fraktur mit einwandfrei passender Schiene im Laufe der zweiten Woche belastet werden.

Liegt der Bruch im *oberen Drittel* des Schienbeines, so wird die kurze U-Schiene zur Fixation nicht ausreichen. Es wird dann die lange Gipsschiene bis zur Mitte des Oberschenkels angelegt und oben noch durch einen Gipsring befestigt, so wie es bei den Schienbeinkopfbrüchen besprochen war.

Ist die Reposition nicht gelungen, etwa weil sehr schräge Bruchflächen immer wieder voneinander abrutschen, oder läßt sich die gewonnene Reposition im Verband nicht festhalten, oder lassen große Wunden, abnorm starke Weichteilschwellung, drohende Nekrosengefahr das Anwickeln einer Gipsschiene nicht geraten erscheinen, so tritt die *Extension* in ihr Recht. Zu bevorzugen ist der *Drahtzug am Calcaneus*. Ist er nicht durchführbar, so muß mit dem Heftpflasterstreckverband vorliebgenommen werden. Die Lagerung auf der BRAUNschen Schiene ist unter allen Umständen richtig. Wiederholte Röntgenkontrollen bei liegendem Verband sind durchaus notwendig. Nach etwa 3 Wochen ist die Fraktur so weit verheilt, daß die Extension durch die Gipsschiene ersetzt werden kann.

Ist die Fraktur kompliziert und muß die Wunde wegen Überschreitung der Inkubationsfrist offen behandelt werden, so dürfte der *gefensterte Gipsverband* mit Ruhigstellung von Knie und Fuß wenigstens für die erste gefahrvolle Zeit am Platze sein. Ist der Wundverlauf günstig, so kann der große Gips durch eine weniger strenge Frakturbehandlung ersetzt werden.

Vier Stellungsfehler bleiben beim Unterschenkelbruch erfahrungsgemäß leicht übrig. Das sind die Durchbiegung des Unterschenkels mit der Konvexität nach hinten (Rekurvation), eine Innenrotation des unteren Bruchstückes, die Abknickung im Sinne des X und die Spitzfußstellung. Alle vier Deformitäten sind nicht nur Schönheitsfehler, sondern schwere Beeinträchtigungen der Funktion, und alle vier lassen sich bei einiger Aufmerksamkeit vermeiden.

Der *typische Knöchelbruch* hat eine Sonderstellung zu beanspruchen. Er entsteht durch einen sehr klaren Mechanismus, indem der Fuß in die Valgusstellung umknickt oder der Körper bei fixiertem Fuß nach der Seite umfällt. Die Fraktur läuft dann so ab, daß zunächst durch die gewaltsame Pronation des Fußes das Lig. deltoideum, das vom medialen Knöchel zur Fußwurzel verläuft, unter Zug gerät. Da Bänder im allgemeinen zugfester sind als Knochensubstanz, so wird nach Überschreitung der Elastizitätsgrenze nicht das Band nachgeben, sondern es wird halten und seinen Ansatzpunkt, eben den medialen Knöchel, von der Tibia abreißen. Die erste Phase der Malleolarfraktur läuft also auf der medialen Seite ab, und zwar als Rißbruch. Die schwache Fibula hat nun die Last des Körpers allein zu tragen, außerdem wird ihr unteres Ende durch den hochdrängenden Calcaneus nach lateral oben gedrückt, der Knochen wird also im ganzen auf Biegung beansprucht, und zwar mit der Konkavität nach lateral. Er bricht unmittelbar darauf auch, und zwar etwas höher als die Tibia. Als Biegungsfraktur zeigt der Fibulabruch eine schräge Bruchlinie oder sogar mitunter das typische dreieckige Fragment mit der Basis nach lateral.

Das *klinische Bild* ist sehr leicht aus dem Mechanismus abzuleiten. Der Fuß steht, wenn die pronierende Gewalt abgelaufen ist, in der Endstellung des Prozesses, also als *Pes valgus*. Das untere Ende der Tibia springt stark vor, die Haut kann hier über der scharfen Bruchkante des Innenknöchels gefährlich angespannt sein. Der äußere Fußrand ist gehoben, der Knick des Wadenbeines oberhalb des Außenknöchels ist zu sehen und noch besser zu fühlen. Die Achillessehne ist in einem nach lateral offenen Winkel abgeknickt, der Fuß ist im ganzen nach außen verschoben, die Achse des Unterschenkels läßt die große Zehe lateral liegen. Die Schwellung durch den Bluterguß ist gewöhnlich sehr mächtig, sie kann so prall sein, daß es zu Blasenbildung auf der Haut kommt. Die Druckempfindlichkeit pflegt sehr lebhaft zu sein, und zwar liegt sie der Lokalisation der Bruchlinien folgend am äußeren Knöchel gewöhnlich höher als im inneren. Nicht selten sind die Bruchspalten sehr deutlich zu fühlen. In der Funktion ist Beugung und Streckung des Fußes erheblicher beeinträchtigt als die Rollbewegung entsprechend der stärkeren Beteiligung des oberen Sprunggelenks an der Verletzung. Krepitation und abnorme Beweglichkeit fehlen meistens, da im Frakturmechanismus ein Moment der Stauchung liegt, und die Bruchstücke infolgedessen häufig eingekeilt sind.

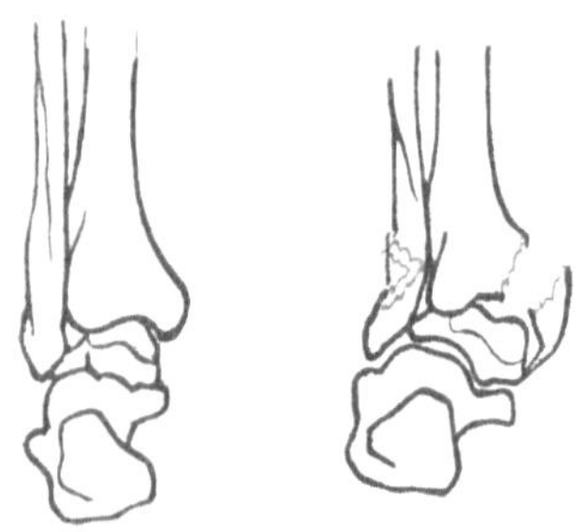
Abb. 43. Typischer Knöchelbruch durch Pronation, Rißbruch des medialen, Biegungsfraktur des lateralen Knöchels.

Von diesem Typus gibt es natürlich auch Abweichungen. So kann die Bruchlinie an der Tibia, besonders bei Jugendlichen, in die Epiphysenlinie ausbiegen und nun quer durch das Schienbein laufen. Dadurch wird das distale Fragment erheblich größer. Überhaupt kann, gerade auf der medialen Seite, die Fraktur mehr mitnehmen, so daß unter Umständen das ganze distale Ende der Tibia dem peripheren Bruchstück angehört. Damit ist der fließende Übergang zu den *supramalleolären Frakturen* gegeben. Oder aber es tritt eine Torsionskomponente zu dem Mechanismus hinzu, und es resultieren Dislokationen im Sinne einer Rotation. Auch Flexion oder Extension im Sprunggelenk kann dabei sein, und dann wird der Fuß in der Gabel nach hinten oder nach vorn verschoben. Wieweit man diese Brüche dann den Luxationsfrakturen zuzählen will, hat praktisch wenig Bedeutung. Schließlich kann auch der Knöchelbruch durch den entgegengesetzten Mechanismus, die Supination, zustande kommen. Dann steht der Fuß in Klumpfußstellung. Doch ist diese Fraktur sehr viel seltener und hat längst nicht die Bedeutung wie die eigentliche Knöchelfraktur durch Pronation.

Die *Diagnose* ist im ausgesprochenen Falle sehr einfach. Handelt es sich aber um unvollständige Frakturen, um Einrisse am medialen Knöchel und kleine Absprengungen oder Infraktionen am lateralen, dann kann eine exakte Diagnose ohne Röntgenbild unmöglich sein. Einfache Distorsionen des Fußgelenks und solche leichten Frakturen sind erfahrungsgemäß nur mit klinischen Mitteln nicht zu unterscheiden, die *Röntgenaufnahme* ist nicht zu entbehren. Und auch diese kann täuschen, indem sie zuerst keine Bruchlinie erkennen und erst auf einer späteren Aufnahme der inzwischen gewachsene Callus auf eine Fraktur schließen läßt. Kann man zu keiner sicheren Diagnose kommen, dann ist es besser, eine Fraktur anzunehmen, als sich fälschlicherweise mit einer „Verstauchung" zu begnügen.

Die *Behandlung* der Knöchelbrüche ist insofern einfach, als sie fast ausnahmslos nach demselben Prinzip erfolgen kann. Die Fraktur wird in *Narkose* sorgfältig *reponiert*, das erreichte Resultat durch eine *U-förmige Gipsschiene* festgehalten. Das Knie bleibt frei, vorstehende Knochenpunkte werden leicht gepolstert. Eine sofortige Röntgenkontrolle zeigt, ob die Reposition gelungen ist. Auf die Stellung des Fußes in der Gabel, auf den Knöchelabstand, den horizontalen Verlauf der oberen Sprunggelenkslinie ist besonders zu achten.

Ist die Stellung befriedigend, drückt der Verband nicht, sind keine Zirkulationsstörungen erkennbar, so kann die Schiene unberührt 3 Wochen liegenbleiben. Gegen Ende der ersten Woche kann der Patient schon aufstehen und das Bein belasten. Mit der vierten Woche wird die Schiene zeitweise abgewickelt, es wird mit Bädern, Heißluft, Massage, Bewegungsübungen begonnen. Ist der Bruch fest, was meist in der sechsten bis siebenten Woche erreicht ist, so bleibt die Gipsschiene fort, Fuß und Unterschenkel werden elastisch gewickelt. Die Verordnung von Plattfußeinlagen ist nicht notwendig.

Die *Luxationen des Fußes* laufen im oberen und unteren Sprunggelenk ab. Entsprechend der Funktion dieser beiden Gelenke, die im oberen in Flexion und Extension, im unteren in Pro- und Supination besteht, geschieht die Luxation bei Übertreibung dieser Bewegungen: oben nach vorn und hinten, unten nach medial und lateral. Die Verrenkung im unteren Sprunggelenk führt den Namen der „Luxatio sub talo".

Beide Verletzungen sind selten und sind, soweit sie nicht mit Frakturen einhergehen, leicht zu erkennen und in frischem Zustande auch leicht zu reponieren. Kurze Fixation, frühzeitige Massage und Bewegungstherapie, späte Belastung des Gelenkes, jedenfalls nicht vor der vierten Woche.

Von den *Brüchen im Bereich der Fußwurzel* ist weitaus der wichtigste die *Calcaneusfraktur*. Sie entsteht als direkter Bruch durch Auffallen auf die Füße aus großer Höhe und bildet in dieser Form das typische Beispiel für die direkte Entstehung eines Knochenbruches. Sie wird bei Dachdeckern angetroffen, bei Hochbauern, auch bei Seeleuten und beim Bergmann, z. B. nach einem Förderunglück. Die Fraktur kommt aber auch zustande auf dem umgekehrten Wege, nämlich durch Hochschnellen des Fußbodens, etwa bei einer Explosion, und ist in dieser Form gehäuft als typische Seekriegsverletzung beobachtet worden, wenn das Deck eines Schiffes durch Treffer von Mine, Torpedo oder Artilleriegeschoß hochgeschleudert wurde. Es handelt sich um einen *Kompressionsbruch*, die Fußwurzel wird zwischen Unterschenkel und Boden zusammengepreßt, und der härtere Talus zerquetscht den weichen Calcaneus.

Die *Diagnose* ist meist nicht schwer. Die ganze Fersengegend ist plump aufgetrieben, die Hacke liegt dem Boden breit auf, wie auseinandergelaufen. Bei der Aufsicht von hinten und auch von der Sohle gesehen ist diese Verbreiterung sehr deutlich. Die Knöchel sind dem Fußboden angenähert, das Fußgewölbe ist abgeflacht. Der Calcaneus ist sehr schmerzhaft, besonders beim seitlichen Zusammendrücken. Bald erscheint das Hämatom, und zwar auf der Sohle und zu beiden Seiten der Achillessehne, wo es die dort normal befindlichen Gruben verstrichen erscheinen läßt. Funktionell ist das unbeteiligte obere Sprunggelenk mit Flexion und Extension fast oder ganz frei, dagegen sind Pro- oder Supination im unteren Sprunggelenk schwer beeinträchtigt oder aufgehoben.

Die *Behandlung* hat den Grad der Kompression zu berücksichtigen. Zur Wahl stehen die *Drahtextension*, welche den zusammengestauchten Knochen durch Zug nach hinten-unten auseinanderziehen soll, und die manuelle oder maschinelle *Reposition* in einer Sitzung mit anschließender *Fixation im Gips*. Dabei ist die Gefahr der Fettembolie zu beachten, die beim Calcaneusbruch als erheblich gilt. Deshalb ist mit der Redression besser bis zur zweiten Woche zu warten. Die Fixation im Gips muß sehr lange fortgesetzt werden, vor der neunten Woche soll die Ferse nicht ohne Verband belastet werden. Als Nachbehandlung wird meist ein orthopädischer Stiefel notwendig sein. Die Resultate sind im allgemeinen nicht gut, der Bruch des Fersenbeines gehört zu den Frakturen mit der ungünstigsten Prognose.

Neben den sehr mannigfach verlaufenden Kompressionsfrakturen des Calcaneus ist der isolierte Abriß der Achillessehne mit dem Tuber zu erwähnen. Die Verletzung ist leicht zu erkennen an der breiten Diastase der Fragmente. Als Behandlung kommt die operative Vereinigung in Frage.

Von den übrigen Fußwurzelknochen erleiden *Sprungbein* und *Kahnbein* hier und da Frakturen, manchmal auch das *Würfelbein* oder eines der *Keilbeine*. Eine Diagnose ist ohne Röntgenbild nicht möglich, Irrtümer durch allerlei *Varietäten* am Fußskelet (Os trigonum, peroneum, tib. externum) kommen vor. In bezug auf Therapie sind diese Frakturen nicht anspruchsvoll, kurze Schonung und leichte funktionelle Behandlung pflegen zu genügen. Zu beachten ist die Möglichkeit, daß mit diesen Frakturen noch Luxationen verbunden sind, die sorgfältig reponiert werden müssen.

Häufige Verletzungen sind die *Mittelfußbrüche*. Sie kommen zustande durch schwere Gewalt, Quetschungen und Überfahrung. Andererseits steht oft der Mechanismus in gar keinem Verhältnis zum Effekt: heftiges Auftreten, Abrutschen von einer Stufe genügt, um das Springen des Knochens zu verursachen. Der Parademarsch war ein typischer Anlaß, und die „Fußgeschwulst" der alten Militärchirurgen war sicher zum Teil der Mittelfußbruch.

Die *klinischen Erscheinungen* sind häufig sehr gering. Die Dislokation kann so minimal sein, daß auch das Röntgenbild im Stich läßt, und die Fraktur erst später durch den wachsenden Callus erkennbar wird. Diagnostisch wichtig ist die starke Empfindlichkeit beim Zug an der betroffenen Zehe.

Die *Behandlung* ist bei den unverschobenen Fällen sehr einfach. Eine kurze Bettruhe von 1—2 Wochen genügt, dann Belastung mit elastischer Wickelung, Massage und Bewegungsübungen. Bei erheblicher Dislokation muß reponiert und mit Gips fixiert werden. Während der Bettruhe ist wie immer die Neigung zum Spitzfuß zu beachten und bei Bedarf zu bekämpfen.

Die *Luxationen der Zehen* verhalten sich ebenso wie die der Finger. Die Bajonettstellung der vollständig luxierten Phalanx ist ebenso leicht erkennbar wie die Verkantung bei der unvollständigen Verrenkung. Auch die Reposition macht keinerlei Schwierigkeiten. Eine Fixierung ist unnötig.

Für die *Frakturen der Zehen* gilt zunächst, soweit sie kompliziert sind, derselbe Grundsatz wie bei den Fingern, daß es nämlich nicht richtig ist, grundsätzlich konservativ zu verfahren. Nur ist diese Forderung bei der Zehe noch zu verschärfen. Es hat keinerlei Zweck, mit langer, schmerzhafter und teurer Behandlung ein versteiftes Glied zu konservieren, das nachher nur schmerzt und stört. Ist der Knochen mit beiden Sehnen durchtrennt, so soll die Zehe exartikuliert werden, und zwar, abgesehen von der Großzehe, prinzipiell im Grundgelenk. Die einfachen Brüche machen therapeutisch ebensowenig Schwierigkeiten wie diagnostisch. Sie werden nach Möglichkeit reponiert und dann durch eine kleine Schiene oder Einlegen von Polstern zwischen die Zehen so behandelt, daß sie in Streckstellung ausheilen.

Sachverzeichnis.